基金项目：2017 年湖南省哲学社会科学基金一般项目《精准扶贫背景下贫困地区老年人体医结合健康服务模式研究》（17YBA063）

从理论走向实践

——老年人健康生活的“体医结合”之路

唐海欧　著

吉林大学出版社
·长春·

图书在版编目（CIP）数据

从理论走向实践：老年人健康生活的“体医结合”之路 / 唐海欧著 . -- 长春 : 吉林大学出版社 , 2022.5

ISBN 978-7-5768-0445-4

Ⅰ . ①从… Ⅱ . ①唐… Ⅲ . ①老年人－体育活动－社会服务－研究－中国②老年人－医疗保健事业－研究－中国 Ⅳ . ① G812.48 ② R199.2

中国版本图书馆 CIP 数据核字 (2022) 第 167934 号

书　　名　从理论走向实践——老年人健康生活的“体医结合”之路

CONG LILUN ZOUXIANG SHIJIAN——LAONIANREN JIANKANG SHENGHUO DE“TI-YI JIEHE”ZHI LU

作　　者　唐海欧　著

策划编辑　殷丽爽

责任编辑　殷丽爽

责任校对　矫　正

装帧设计　李文文

出版发行　吉林大学出版社

社　　址　长春市人民大街 4059 号

邮政编码　130021

发行电话　0431-89580028/29/21

网　　址　http：/ / www. jlup. com. cn

电子邮箱　jldxcbs@ sina. com

印　　刷　天津和萱印刷有限公司

开　　本　787mm × 1092mm　1/16

印　　张　12.5

字　　数　200 千字

版　　次　2023 年 1 月　第 1 版

印　　次　2023 年 1 月　第 1 次

书　　号　ISBN 978-7-5768-0445-4

定　　价　72. 00 元

前 言

近年来，我国政府越来越重视民众健康，在健康方面进行了大刀阔斧的改革，取得了一系列显著成就。但是由于工业化、城镇化发展以及生态环境不断变化，人们的健康遭受了一系列新挑战。为此，我国要从战略层面实施改革，推进健康中国，保护民众健康。2016 年 10 月，中共中央、国务院印发《"健康中国 2030"规划纲要》，体育作为健康中国重要组成在规划中有多处涉及，在规划中明确指出需要加强体育与医学结合。由此可见，体医结合已经成为国家发展战略。

"体医结合"是医学知识技能和体育健身相辅相成、互相服务，医学为健身人群提供合理的健康指导，而体育为防治疾病提供手段和措施，两者合理结合各自发挥优势，互相弥补不足，共同促进人类健康。随着我国老龄化的问题越来越严重，老年人的健康生活问题也更加受到社会的关注，怎样让老年人有健康的身体，不受疾病尤其是慢性病的困扰，安度晚年生活是我们今后面临的重要课题，也是推进和谐社会的重要一环。显然，"体医结合"这一模式的实施是一个有效手段，因此，本书将对老年人的"体医结合"生活模式展开研究。

本书共分为七大部分，绪论概述了本书选题的背景与意义，以及"体医结合"的国内外研究现状、研究对象与方法；第一章简单介绍了老年人生理心理各方面的健康生活特征，分别从生理特征、心理健康、老年人的健康体适能以及老年人的生活方式与行为管理四个方面进行阐述；第二章为老年人体育健身相关理论知识，简单介绍了老年体育学，之后分别介绍了老年人体育的基础知识，体育运动风险与医务监督以及体育运动健康服务；第三章为老年人"体医结合"的基础理论，在概述了"体医结合"基本情况后说明了老年人"体医结合"的必要性及意义以及老年人"体医结合"的多元主体协同治理；第四章从老年人"体医结合"健康生活的现实问题出发，先是阐述了老年人健康服务与"体医结合"的发展，随后又提出了发展的现状与困境，最后提出创新路径；第五章为社区老年人健康生活"体医结合"服务模式，分别介绍了社区公共服务现状、社区医疗卫生服务现状、社区老年人“体医结合”服务模式的构建、推进社区老年人“体医结合”服务模式的主要问题以及推进社区老年人“体医结合”服务模式的对策；第六章分别从老年人“体医结合”与各项体育运动的融合、以太极拳为例的老年人运动处方、养老机构“体医结合”服务的构建和老年人“体医结合”的政府体育政策支持以及老年人现代体育与“体医结合”的发展与建议几个方面阐述了老年人健康生活“体医结合”的实践路径。

在撰写本书的过程中，作者得到了许多专家学者的帮助和指导，参考了大量的学术文献，在此表示真诚的感谢。本书内容系统全面，论述条理清晰、深入浅出，但由于作者水平有限，书中难免会有疏漏之处，希望广大同行及时指正。

作者
2021 年 11 月

目 录

绪 论

本书主要介绍的是老年人“体医结合”的健康模式，这个选题的背景正是基于健康中国的提出来进行阐述，国内外近几年都对“体医结合”这个话题很重视，且都已经开始在一定程度上实施一些政策措施，并取得了一些成效，本书采取了多种方法来进行分析论述。

第一节 选题的背景与意义

根据《老龄蓝皮书：中国老龄产业发展报告（2014 版）》认为我国在未来十年间将进入急速老龄化阶段，并且在四十年后我国老年人人群数将会达到峰值。国家为实现“健康老龄化”和“积极老龄化”的目标必须积极做好预防老年人退行性变化等工作，才能提升老年人的晚年生活质量及生命质量。国家政策倡导将体育与医学元素融合，实现医疗服务与养老机构的融合，或将社区医疗服务部门添加体育运动处方的元素，或是提倡地区举办区域特色的医养结合项目，服务于重点人群的健康管理，实现“体医结合”。通过把体育锻炼与疾病的防治或康复治疗手段的结合，实现健康管理，达到积极老龄化的目的。《“健康中国 2030”规划纲要》（简称《纲要》）主要强调的是“共建共享、全民健康”，针对人们的日常生活行为方式来推行共建共享，通过落实预防为主、防治结合的方式来养成科学的生活方式。因此，老年人是实现我国积极老龄化的主体，实现社区“体医结合”路径探索从对老年人的健康关怀着手是我国社会背景的需求。

在 2016 年的 3 月 5 日印发的《中华人民共和国国民经济和社会发展第十三个五年规划纲要（草案）》从医疗改革入手，强调解决大众最关心的医疗问题，进行医疗改革，服务于健康中国建设①。其目的在于解决居民看病困难的问题，从健身开始，提高居民身体素质，将健康问题向前移，做到预防或减少疾病的发生

---

① 廖远朋，王煜，胡毓诗等．体医结合：建设“健康中国”的重要途径 [J]. 成都体育学院报，2017，43（1）：5–7.

发展，从而减轻医疗卫生服务机构的负担，实现国民身体素质的全面提升，实现健康中国建设。

习近平总书记在2016年的8月的全国卫生与健康大会上提出了要想建设健康中国必须要树立“大卫生、大健康”的观念与健康的行为方式，从实际出发来关心人民最根本的利益[①]。2016年8月26日，中共中央政治局召开会议，审议通过《“健康中国2030”规划纲要》；同时，在同年6月国务院印发的《2016年全民健身计划（2016—2020）》中已经明确地提出了“加强体医融合”的战略举措。全民健身计划的实现有赖于“体医结合”来进行实践，因此，“体医结合”路径探索就是探索一条实现全民健身与全民健康的路径。

老龄化不断加快发展的当今社会，随之而来的问题不断涌现，老年群体的健康关怀成为国家乃至世界关注的问题。有学者对生活困难的老年群体进行研究，调查结果显示，老年群体属于弱势群体，他们是缺少家庭健康关怀的群体，由于医疗费用开支紧张等导致经济困难，很多老年人甚至处于被放弃的状态；与此同时，养老机构也存在运作机制等方面的矛盾，社区服务有待加强与完善，多重矛盾运动下“体医结合”不失为一种好的对策。长期以来的工作压力、生活压力以及不健康的生活方式导致慢性病的发生，影响着老年人的身体健康。因此，有效预防慢性病和并发症及其他身体疾病的发生，提高生活质量，成为他们晚年的需求，切实地关心他们的身心健康，才是老年群体的客观需求。老龄化随着经济的发展而出现加快趋势，老年人的健康出现了很大的问题。为了“防未病”或是减轻慢性病带来的痛苦，社区老年人需要一种主动健康的方式去改善被动的状态，需要社区与医院的配合，实现健康促进，从而实现“体医结合”对他们的健康关怀。

当前在“体医结合”的研究中，多数文章视角都是基于“体医结合”专业人才培养、教育教学改革以及社区体医结合发展现状或者特殊人群的“体医结合”治疗方案等方面研究，而通过“健康中国”这个大背景对我国“体医结合”宏观发展进行探讨和研究相对较少。本书基于“体医结合”现状，对已有的理论与实践成果展开研究，提出未来发展的新路径，对于丰富该理论的研究，促进“体医结合”发展提供了一定的参考价值。

本书在了解当前我国体医结合发展现状的基础上，基于当前健康中国建设的要求，了解当前我国体医结合发展过程中面临的困难与挑战，寻求更好地发挥体

① 习近平总书记于2016年8月在全国卫生与健康大会讲话[EB/OL].（2016-08-21）http://www.gov.cn/xinwen/2016-08/20/content_5101024.htm.

育和医疗在促进健康方面的积极作用，这对于“体医结合”路径的落实和发展具有推动作用。

同时具有以下几点意义：

第一，有助于深入了解社区老年人的体育与医疗服务需求，对老年人的体育与医疗服务需求进行调查分析，可以为政府宏观政策的制定提供数据来源，同时有助于政府相关配套政策法规的实施，积极促进老年人的健康发展。

第二，有利于探索社区老年人的“体医结合”服务需求影响机制，探寻老年人“体医结合”促进健康的有效措施和合理方案，需要通过体育与医学合理的分工合作。开展体育与医疗卫生部门能够积极配合、互相合作的健康服务项目是推进“体医结合”实现的重要环节。

第三、通过分析与调查，丰富体育与医疗融合理论。

第二节 国内外研究现状

一、关于国内“体医结合”的研究

关于对国内“体医结合”模式的研究，黄彩华（2010）分析了“体医融合”的理论基础，研究指出医疗系统和体育系统的结合表明“伙伴关系”“合作”“协作”“网络”等概念，以“协同论”为基础。“体医融合”作为一种以大健康为立足点、以社区为平台、以社区卫生服务单位为工作环境，确保居民积极参与体育健身的一种服务模式，最终完成体医资源的有效共享①。戴素果（2017）研究了推动老年群体“体医融合”面临的问题和对策，研究认为，居民受到传统观念、风险概率加权以及损失厌恶效应的影响，目前，对于老年人而言，“体医融合”中的健康促进仍存在政策支持、思想观念、组织实施、资金和人才队伍等方面的问题，解决这些问题需要从增加宣传教育、人员培训、“体医结合”技术和信息沟通等方面着手，提高体育锻炼和医学治疗的深度融合②。

张剑威，汤卫东《“体医结合”协同发展的时代意蕴、地方实践与推进思路》③

① 赵仙丽，李之俊，吴志坤．构建城市社区“体医结合”体育公共服务的创新模式 [J]. 体育科研，2011，32（4）：58–63.

② “体医融合”携手并进 推动健康发展新模式 [J]. 运动，2017（14）：3

③ 张剑威，汤卫东．“体医结合”协同发展的时代意蕴、地方实践与推进思路 [J]. 首都体育学院学报，2018，30（1）：73–77.

一文中讲述了“体医结合”的由来，整理了不同学者对“体医结合”的认识，并提出自身对概念的理解，同时阐明我国“体医结合”的发展是时代进步的需求。文中通过列举苏州阳光健身卡和上海嘉定社区模式的例子，归纳出它们在介入“体医结合”发展时所具有的优缺点，然后根据其发展经验提出促进我国“体医结合”发展的可行性建议。

王瑜等（2016）概括了“体医融合”服务的各个方面，认为“体医融合”充分体现了依靠形成健康的生活方式与科学的运动健身来实现强身健体的效果的理念，从而促成体检中各项警告因素指标稳定甚至向好的方向发展，减少或稳定国家和个人的医疗支出，提高社区居民幸福指数，使家庭和社区生活更加快乐健康，促进公共体育服务真正意义上加入公共卫生服务行列，产生开创性的“大健康服务体系”①。

郭建军等（2016）分析了体育与医疗的对接问题，认为当前“体医融合”的理论基础已完全建立。全民健身与全民健康深度融合就是高科技体育科学与高科技医疗的融合，体育与医疗的整合要从三甲医院高水平医生开始；合作的疾病应是多发的常见病，并与运动密切相关②。

王刚军等《社区“体医结合＋医养结合”养老服务研究》③一文分析“体医结合”主要面向有生活自理能力的老年人进行健康促进服务，通过构建社区“体医结合”养老服务模式，是新时代积极应对人口老龄化，推动老龄事业从健康老龄化层次向积极老龄化层次提升的重要举措。

二、国外“体医结合”的研究

在日本，“体医结合”受到重视和发展。日本的模式与美国的模式不同，日本“体医结合”的模式没有选择建立健身俱乐部，而是采取了与美国最初的模式相类似的一种模式，在医疗机构内增设了一个部门，为有需要的人提供运动健身服务。

国外较早地开展了“体医结合”的探索。美国医疗组织转变其思想理念作为

① 王瑜，薛桂月，李荣源，等.体医结合全民健身服务模式内容研究[J].运动，2016（18）：132–133；91.

② 郭建军，郑富强.体医融合给体育和医疗带来的机遇与展望[J].慢性病学杂志，2017，18（10）：1071–1073.

③ 王刚军，李晓红，王伯超.社区“体医结合＋医养结合”养老服务研究[J].佛山科学技术学院学报（自然科学版），2019，37（6）：63–67.

其落实“体医结合”的开端，逐渐将预防疾病视为重点工作，然而初期健身行业并不积极参与，进而尚未形成有效的合作，自己创建的康复中心没有达到预期效果。在长期的接触与发展过程中，双方逐渐实现实质的合作，进而产生了具有医疗健身功能的俱乐部。“医院附属健身俱乐部”是日本“体医结合”的体现内容。其中，日本《医疗法》中对其加以规定，指出医疗机构的有氧运动设施场应当满足要求，并具备资格认证，场所以服务老年人与患者的保健与治疗为主，同时还得制订与保管所有会员的健康资料卡。与美国的“体医结合”相比，日本的政策更为健全与规范，为了落实该模式，政府提供法律保障，确保“体医结合”在实际过程中有据可查、有法可依，既从制度上扫清了其发展的障碍，同时为其发展打下了坚实的法律基础。

第三节　研究对象与方法

本书的主要研究对象是在健康中国这个大背景下的我国“体医结合”发展状况及存在的问题，并在此基础上，探讨其发展策略。在时间节点上，由于“体医结合”在国家政策层面正式提出时间较短，因此，研究所涉及的资料调研以近几年为主；同时考虑到“体医结合”实践早已存在，部分调研向前追溯到 2000 年左右。以下为研究方法。

文献查阅法。本书以健康社区、体医结合、社区体育、体医融合、社区医疗、社区体医融合等为关键词，通过中国知网、学校图书馆等途径，查阅与“体医结合”相关的书籍、文献资料和学术研究成果，通过对这些文献资料的分析整理，为本研究提供理论支撑，奠定研究基础。

批判性与建构性相统一的方法。老年人“体医结合”是在不断发展变化的，过程中免不了既有不断进步的一面，也会有出现偏差的时候，本研究以科学和审慎的态度来看待历史，坚持批判性与构建相统一的方法，对于发展中的观点有破有立，重视制度的构建和发展前景。

逻辑分析法。对整理获取的各种资料进行逻辑分析，层层梳理出健康中国视阈下老年人“体医结合”发展的现状及问题，以此为出发点查阅参考目前国内专家的意见，并借鉴国外优秀“体医结合”案例，大胆尝试，提出中国“体医结合”发展的策略建议。

第一章　老年人的健康生活

随着老年化社会的来临，老年人的健康也成为人们首要关注的问题之一，老年人在生理和心理上都有一定的特征，本章就从老年人的生理特征、心理健康、老年人的健康体适能以及老年人的生活方式与行为管理四个方面系统介绍老年人的健康状况。

第一节　老年人的生理特征

一、老年人身体形态变化

（一）身高

身高是指脱鞋后（赤足）头顶点到地板（支撑面）的垂直距离。身高在各年龄段大致呈正态分布。美国有研究发现，男性身高在 20 岁之前持续增长，随后缓慢降低，70 岁时约下降 4 %；女性在 16~18 岁达到身高峰值，之后随着年龄的增长而逐渐降低，70 岁时约下降 3 %。

对 17 名美国白人进行身高的纵向研究发现，不同年龄段的身高下降率一致，身高在 40 岁之前变化不大，但在接下来的 20 年中，每 10 年下降 1 厘米。女性在 60 岁和 70 岁的身高变化则大于男性，60~70 岁平均下降 1.5cm，70~80 岁平均下降 2cm。在这个年龄段内，身高随年龄增长而下降可能归因于椎骨受压导致的椎骨间软骨盘的高度和形状产生变化，肌肉张力的丧失和姿态稳定性下降。与老年男性相比，老年女性的身高下降速度加快可能归因于激素、饮食、体重和身体活动的差异，以及女性骨质疏松（一种退化性骨病）的患病率更高。

（二）体重

体重始终是公众热议话题之一，公众对“理想体重”存在很多争议。美国农业部建议用“健康体重”代替“理想体重”，因为“理想”难以定义和衡量，而“健康体重”与最低死亡率和发病率相关，更容易界定。

尽管人们对肥胖的关注度日益增加，且儿童和年轻肥胖患者数量仍有所增加，但老年人的体重异常或骤然减轻也着实令人担忧。非自愿体重减轻是预测老年人死亡风险的最佳因子。约 13 % 的 65 岁以上老年人存在非自愿体重减轻的现象。非自愿的体重急剧减轻可能预示着癌症、抑郁症、胃肠道疾病、甲状腺功能亢进症、神经系统疾病及药物反应。因此，应密切监测老年人的非自愿体重减轻。

（三）体重指数

一般而言，成年人体重指数（BMI）越高，其脂肪比例就越高。然而，在接受过力量训练的年轻个体中，肌肉质量的增加会引起 BMI 值增高。高 BMI 与心血管疾病、糖尿病、高胆固醇血症、高血压及某些癌症的发病率增加有关。

尽管 BMI 无法显示脂肪在体内的分布情况，但这比用体重来衡量人体脂肪质量的准确性更高。随着全球人口肥胖率的逐步上升，美国国立卫生研究院和世界卫生组织基于 BMI 制订了超重和肥胖的评价标准。BMI 在 25.0~29.9 kg/m^2 为超重，BMI ≥ 30.0 kg/m^2 为肥胖。基于 BMI 的肥胖分级为轻度（30.0~34.9 kg/m^2）、中度（35.0~39.9 kg/m^2）和重度（≥ 40.0 kg/m^2）。研究人员已经证实了腹部肥胖是衡量发病率和死亡率的另一个指标。有研究发现，在非吸烟者中，较大腰围比高 BMI 或高腰臀比对全因死亡率的预测价值更高。

有研究表明，男性 60 岁以后出现体重下降的主要原因是肌肉质量的下降，但在 80~90 岁时，肌肉和脂肪质量均减少，从而导致体重大幅度下降。女性在 60 岁之前体重的增加主要是由于脂肪质量的增加，尽管肌肉质量也有所下降，但脂肪质量的波动对体重产生了主要影响。

由于测量方便、计算简单及成本较低，大型人群研究经常使用 BMI 作为评价指标。但是，BMI 在对正常体重，超重和肥胖分级时有一定的局限性，尤其是在老年人中。例如，BMI 可能高估了肌肉发达个体的体脂，也可能低估肌肉流失（老年人）或水肿个体的体脂，而 BMI 对于身材矮小的人（身高 <152cm）可能并不准确。有相关专家开发了预测方程，将 BMI 的评价标准与体脂率预测值联系起来。还有研究发现即使控制了 BMI，老年人的脂肪也会增加。一个重要而又尚未解决的问题是，老年人的脂肪增加是否会带来额外的健康风险。

二、老年人身体成分的变化

身体成分及与年龄相关的变化主要受遗传影响，但饮食、疾病和身体活动也会产生一定作用。与年龄有关的身体成分变化对健康老龄化具有重要意义。这类变化会改变药物代谢动力学和药效学性质，因此，适合年轻人的药物剂量和治疗方案并不适用于老年人。身体成分的变化与疾病和功能密切相关。各种原因导致老年人进食随年龄的增长而减少，因此，老年人容易营养不良。仔细监测 BMI 和身体成分可预防营养不良，并提供关于维持、减少或增加体重的有效信息。

（一）脂肪

脂肪是能量的来源，是某些维生素的储存位点。脂肪可充当身体结构周围的填充物和作为绝缘体减缓热量散失，同时也有缓震作用。当然，当环境炎热并且需要人体散热时，脂肪的绝缘性又变成了不利因素。由于生殖系统功能的需求，女性脂肪质量高于男性。因此，男性和女性的体脂百分比评价标准不同。

1. 脂肪的测量

脂肪的测量分为直接测量法和间接测量法。直接测量法主要用于尸体解剖，分析人体脂肪含量；间接测量法可用于确定体内脂肪，包括水下称重法、空气置换法、生物电阻抗法、双能 X 射线吸收法、计算机断层扫描和磁共振成像。最广泛用于测量人体密度的实验室方法是水下称重法。水下称重法被认为是测量身体成分的“黄金标准”，用于检验如皮褶厚度等临床指标的有效性。

2. 身体脂肪分布

研究表明，与脂肪增加的量相比，脂肪增加所处的身体部位对预测发病率和死亡率更为重要。脂肪集中于腹部的肥胖人群，患心血管疾病、糖尿病、高血压、脑卒中和关节炎的风险增加。男性和女性在脂肪的存储方式上存在差异，通常将男性肥胖形象描述为苹果型，而女性肥胖形象则被描述为梨型。

3. 随年龄变化的脂肪质量

体内脂肪的增加和肌肉质量的减少都是衰老的标志。大多数研究表明，整个中年时期，体重和脂肪逐渐增加，脂肪质量（fat mass，FM）在 60 岁以后趋于稳定或开始下降。与体重增加相比，老年人的体重减轻对健康和身体功能的负面影响似乎更大。对 60 岁以上男性进行的身体成分纵向研究发现，脂肪质量的下降多于非脂肪组织，但关于女性的数据很少，因此，无法描述男性和女性的统一模式。在一项纵向研究中，73 名女性和 53 名男性（平均年龄 60 岁）在十年中脂肪增加了 7.5 %。围绝经期女性十年后的体重和脂肪量增加更为明显；而在男性中未观察到脂肪质量与年龄相关的影响。

人体脂肪百分比不仅会随着年龄的增长而增加，而且还会缓慢地重新分配。老年人的腹内脂肪逐渐增加而四肢皮下脂肪逐渐减少。年轻女性的腹部脂肪比年轻男性更低，但是随着年龄的增长，到 70 多岁时，男性和女性的腹部脂肪含量相似。腹内脂肪的积累开始于第二个十年（11~20 岁）后期，一直持续到 60 岁，但约 40 % 的人在 50 岁左右发现腹内脂肪增加。腹部肥胖会增加心血管疾病风险，也被认为是导致胰岛素抵抗、葡萄糖耐受不良和高血压等疾病的第一危险因素。

4. 随年龄变化的非脂肪质量

非脂肪质量（fat-free mass，FFM）也称去脂体重或瘦体重，指人体的非脂肪组织（皮肤、肌肉、骨骼和器官等）的重量。非脂肪质量通常是由总体重减去脂肪质量估算得到，但也可以直接估算身体特定组成部分的非脂肪质量。肌少症（sarcopenia）是希腊语中“肉体流失”的缩写，是指与年龄相关的肌肉质量下降。对老年人而言，肌少症会带来严重的健康风险，包括最大有氧运动能力减退、葡萄糖耐受量下降、步行速度减慢和功能独立性丧失。

非脂肪质量在二三十岁时达到峰值，而后随着年龄的增长逐步下降。非脂肪质量的流失主要归因于肌肉质量减少和肌肉萎缩。据报道，男性非脂肪质量每十年流失率为 5 %，女性则为 2.5 %。但也有纵向研究显示，男性非脂肪质量每十年流失 2 %，而同龄女性在同一期间没有流失。显而易见，肌少症和肌肉萎缩形象在老年人中非常普遍，80 岁以上老年人的非脂肪质量流失更是高达 40 %，并且与虚弱、残疾和死亡率密切相关。同时，患有肌少症和肥胖症的老年人残疾风险最高，这种低肌肉质量和高脂肪人群的患病率随着年龄的增长逐渐增加，从 60~69 岁时的 2 % 增至 80 岁以上的 10 %。

5. 衰老过程中影响脂肪和非脂肪质量变化的因素

尽管衰老过程中的脂肪质量和非脂肪质量变化与遗传有关，但研究表明，经常锻炼对维持最佳身体成分至关重要。一篇比较有氧运动和抗阻训练对老年人身体成分影响的综述表明，22 项研究中有 20 项证实有氧运动可有效减轻体重和脂肪，两者的流失质量随运动次数的增加而增加；运动对体内脂肪分布的影响可能存在性别差异，如男性腰臀比降低，而女性保持不变；有氧运动不能有效增加老年人的肌肉质量，因为它不能提供足够强的刺激来促进肌肉生长。

抗阻运动能有效降低老年人的脂肪质量。与有氧运动不同，大多数研究表明，老年人进行抗阻运动可以增加体内非脂肪质量。然而，这对身体成分的改变无法超出合理饮食所能达到的范围。在健康老年人中，抗阻训练期间的能量需求大约增加 15 %，因此，需要增加食物摄入量以稳定体重。

另一种确定运动与身体成分关系的方法是研究各项目高水平运动员的体内脂肪百分比。相较于进行短时间、低强度运动（如球类运动、团体运动）的老年人来说，进行长时间、高强度运动（如长跑、划船）的老年人的脂肪质量更低。所有进行运动的老年人的体脂百分比都低于缺乏运动的同龄人，但是比年轻运动员高。在对 6 项研究的回顾中，相关专家发现，老年跑步者的体脂率比年轻跑步运动员高 5 %~10 %。2 项纵向研究发现，保持中等或高等运动强度的老年人的体脂每十年仅增加 2 %~3 %，而运动水平较低或不运动的老年人的体脂每十年增加 4 %~6 %。对运动员随访 20 年的研究发现，所有运动员的非脂肪质量都有所下降，进行力量训练的人能够更好地保持非脂肪质量和肌肉力量，并显示出更高的骨密度。

除运动外，性激素或生长激素的变化也可能改变衰老过程中的脂肪和非脂肪质量。有研究发现，服用 18 个月生长激素补充剂的男性，非脂肪质量增加 6 %，脂肪质量减少 15 %。然而，该方法也可能引发不良反应，如腕管综合征和乳房疼痛性肿大。停用生长激素补剂 3 个月后，阳性变化和阴性不良反应均消失。研究人员发现，无论是否补充性激素，男性和女性使用生长激素都会增加非脂肪质量并降低脂肪质量，且非脂肪质量和脂肪质量的变化幅度与进行 6 个月每周 3 次运动的结果相似。睾酮和生长激素可以增加男性的肌肉力量和心肺适能，但也会频繁发生不良反应，包括葡萄糖耐受不良和糖尿病。由于这些严重的不良反应，对生长激素的干预应仅限于对照研究，其长期疗效值得怀疑。

（二）蛋白质

随着年龄增长，蛋白代谢有明显改变，肌肉、脑、肝、肾和血液中各种蛋白的比例有明显变化，如血清中的白蛋白含量降低，而球蛋白含量增高，20~29 岁时白蛋白与球蛋白的比值是 1.38 ± 0.03，而 70~79 岁时变为 1.02 ± 0.02。而且蛋白分子可随着年龄增加而形成大而不活跃的分子，积累于细胞中，使细胞活力降低。蛋白代谢的衰老变化，是人体功能衰退的重要表现。

饮食中蛋白质摄入不足是导致肌肉加速丢失，甚至是诱发肌少症的重要原因之一。多国研究发现，肌肉减少会影响体内葡萄糖代谢，增加患上糖尿病的风险；

肌肉减少还会导致老人腿脚乏力、走路不稳、容易跌倒，由于缺乏肌肉的保护，以及老人普遍存在骨钙流失、骨密度降低等原因，老人一旦摔倒更易骨折，甚至由此导致瘫痪，生活质量大大降低；由于肌肉减少，很多老人体重过低，抵抗力下降，疾病易感性升高，死亡风险也随之增加。

三、老年人骨骼的变化

骨骼构成骨架，为整个躯体结构提供支撑，可维持身体姿势、充当矿物质和脂肪的储存库、通过造血作用制造血细胞及作为肌肉的杠杆使身体运动。人体骨骼同时满足了强度和轻度的需求。骨组织在生长发育过程中会发生明显的数量和质量变化，但最终都会变得脆弱。维持骨骼健康在整个生命周期中至关重要，因为骨骼完整性的下降会增加发生骨质疏松和骨折的风险。良好的营养和运动相结合可保持骨骼健康，而形成的更高骨密度峰值可以降低晚年生活中发生骨折的风险。

（一）生命周期中骨的变化

在整个生命中，骨骼不断地经历着重建，旧骨被新骨替代。此重建过程经过10年将替换整个骨架。整个生命周期中的骨骼变化如图1-1-1所示。决定成年人骨骼健康的两个主要机制是峰值骨量（在生长和成年初期达到的峰值）和骨质随年龄增长的流失速度，其中绝经期是备受女性关注的时期。在儿童时期，尽管旧骨会被吸收，但由于新骨形成的速度更快，因此青春期总的骨量呈线性增长，但是增长质量因部位而异，通常在30岁左右达到峰值骨量。进入中年以前，骨骼会通过局部的特定应力而重建。例如，网球运动员的持拍臂、田赛投掷运动员的投掷臂和足球运动员的运球腿，这些部位的骨骼体积更大、质量更坚固。这些差异和骨骼在负重、长期使用或训练期间的抗阻力水平有关。因此，举重运动员的骨骼比游泳运动员的骨骼更粗大且坚固。一些研究者认为，骨骼的建造与重建过程可以提供超出日常活动需求的更大骨骼“储备”。这种储备可能会推迟出现老年人不可避免的微骨折。

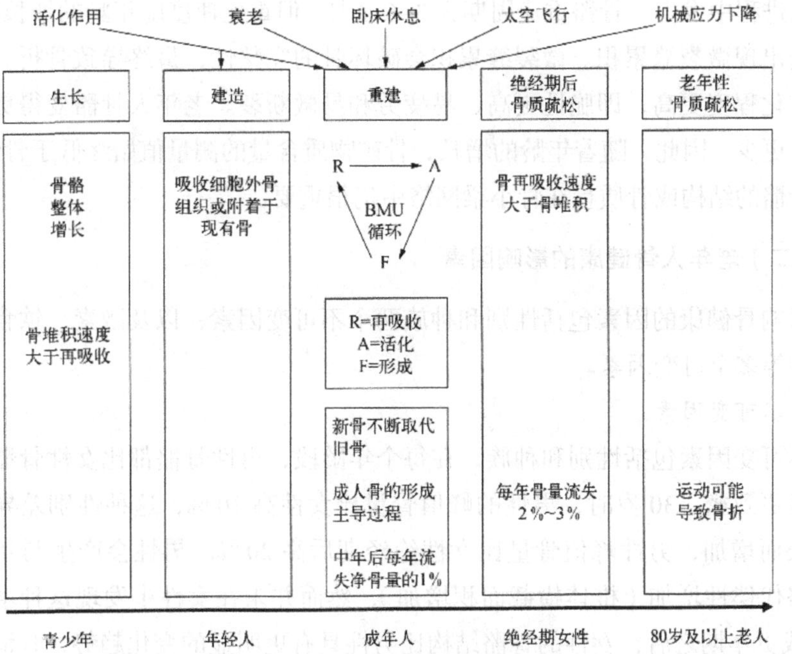

图 1-1-1 整个生命周期中骨骼的变化

注：BMU（basic multicellular units）为基本的多细胞单元。BMU 的破骨细胞（吸收骨骼的细胞）和成骨细胞（形成骨骼的细胞）在激活、吸收和形成的周期中相互作用。

注：图片来源：张春华主编．老年人功能性体适能概论 [M]. 北京：科学出版社．2021.

女性的平均骨量通常比男性低 10 %。30 岁后期，骨形成速度开始小于骨吸收速度，直到 50 岁，骨质每年流失 0.7 %~1 %。女性绝经后，骨质每年流失增加到 2 %~3 %，持续 5~10 年。平均而言，更年期女性骨密度可能会下降 30 %~50 %，大部分女性的更年期出现在 45~55 岁之间。有数据显示，骨质流失速度在晚年时增加，且同形成与吸收的比例变化偶联。尽管解偶过程尚未得到很好的理解，但可以通过一些与年龄相关的解释来理解，包括钙调节激素的变化、骨血流量变化导致的骨组织灌注减少、骨矿物质特性的改变及形成骨骼的细胞数量和代谢活性下降。

骨吸收与形成之间的平衡不仅在不同的骨骼之间（如承重与非承重）存在很大差异，在不同的骨组织中也存在显著差异。例如，30—80 岁，男性脊柱椎骨中的皮质骨略有下降 10 %，而女性会下降 30 %。在同一期间，椎骨骨小梁密度下降幅度大于皮质骨，男性约为 55 %，女性约为 65 %。

当骨吸收速度比骨形成速度快时，骨的主要结构变化和其他代偿性变化就会在衰老进程中发生。骨骼重建周期为3~6个月，但重建速度随年龄的增长而变慢，因此会出现微裂缝累积。微裂缝累积会破坏骨的完整性，最终导致骨折。老化的骨骼矿化程度更高，即脆性更高、易疲劳和易微断裂。老年人骨骼变得更加疏松及骨量更少，因此，随着年龄的增长，骨矿物质含量的测量值始终低于骨骼强度，但是骨骼的结构或骨质量在骨小梁网络中仍很重要。

（二）老年人骨健康的影响因素

影响骨健康的因素包括性别和种族两个不可变因素，以及激素、饮食、运动和体重等多个可变因素。

1. 不可变因素

不可变因素包括性别和种族，在每个年龄段，男性骨骼都比女性骨骼的体积更大且更致密。30岁时，男性的峰值骨量比女性高10 %，这种性别差异随年龄的增长而增加，男性峰值骨量比女性绝经期后高20 %。男性会产生与年龄相关的骨骼代偿性增加（椎体横截面积增加），然而并未在女性中发现这种增加。在50岁或更年期之后，女性的骨骼结构比男性具有更明显的变化趋势，骨骼网络退化程度更高，从而导致更多的骨流失。骨密度低于0.65g/cm^{2}被归类为骨质不良，可导致骨质疏松症。平均而言，男性要到80岁才达到这个阈值，而女性在50岁就可达到这个阈值。

2. 可变因素

（1）激素

在健康女性中，更年期可能是骨矿物质流失的最佳预测指标。与绝经有关的激素变化，特别是雌激素的减少将使骨骼退化进程加速，同时损害骨细胞的形成。这些变化也可能间接地导致骨质流失，因为雌激素的减少降低了肠道中钙的吸收。此外，降钙素和一些维生素D代谢物（调节骨骼中钙稳态的激素）会随年龄的增长而减少。这些激素的减少以及与年龄相关的甲状旁腺激素的增加，将不利于骨吸收。骨密度除与睾丸激素有关外，即使对于男性，雌激素也是与脊椎、髋骨和前臂骨密度最密切相关的性类固醇。因此，无论男女，随着年龄的增长，雌激素似乎对骨骼健康都具有重要的作用。

（2）饮食

营养水平对于正常生长发育至关重要，而均衡的饮食、充足的热量和营养是包括骨骼在内的所有组织发育和维持正常的基础。钙是最重要的营养物质，可促进达到峰值骨量，预防和治疗骨质疏松症。造成这种现象的一部分原因是许多老年人食欲减退、食量降低，以至于他们无法获取大量必需营养素。另一部分原因是老年人的饮食中通常不包括牛奶和其他富含钙的食物。而且，老年人失去了生产维生素 D 代谢产物的能力，而这对骨骼中钙的利用非常重要。

（3）运动

运动有益于维持骨骼健康，卧床休息、久坐和肌肉流失对于骨骼钙化都有不利影响。与许多慢性疾病一样，骨质疏松症的早期预防效果更佳。许多横断面研究结果显示，经常进行负重锻炼，尤其是在儿童时期就开始运动的人，其骨量高于久坐人群。抗阻运动和耐力训练都可以通过作用于特定部位的方式增加年轻女性的骨密度。例如，高强度耐力训练增加了股骨颈的骨密度，但未增加桡骨的骨密度。有研究发现，抗阻运动可以保持骨密度并改善肌肉质量、力量和平衡能力。绝经后女性进行长期抗阻运动（7~18 个月）可增加或维持整个身体、腰椎、股骨近端和桡骨的骨密度。对于老年人来说，步行时穿一件负重背心会给其心血管和神经肌肉方面带来益处，并且对骨骼产生积极作用。

（4）运动、激素和饮食之间的相互作用

尽管运动与骨质流失之间的关系似乎令人信服，但这在很大程度上可能取决于激素水平和钙。例如，尽管女运动员的椎骨骨密度远高于不运动女性，但闭经超过 3 个月以上的女运动员骨密度却低于对照组。据推测，即使闭经运动员和经期正常运动员的训练强度和频率一样高，她们也无法避免骨质流失。同样，经期正常的女性椎骨骨密度与运动训练呈正相关，而这在闭经女性中表现为不相关。对更年期女性进行激素替代疗法的相关研究发现，运动能增强激素替代疗法的骨保护作用。

运动仅在日平均钙摄入量超过 1000 毫克时才对骨密度有影响，且腰椎受影响更明显。年龄激素水平钙摄入量及运动的种类、强度和频率都可能会影响这种相互作用。显然，仍需要对此进行更多的研究。

（三）骨和肌肉力量的关系

年轻时骨骼质量和肌肉质量共同发展。衰老时骨骼质量和肌肉质量共同下降。对骨骼健康影响最大的是机械因素（如肌肉力量和身体活动），而不是非机械因素（如年龄、性别、激素水平和饮食）。例如，截瘫患者完全瘫痪数年后，瘫痪的下肢损失了 40 % 的骨量，而正常的上肢却没有损失骨量。肌肉力量的下降先于骨质流失，肌肉力量的恢复也先于骨质恢复。骨骼和肌肉流失之间的延迟较长，这反映了两种组织的适应速率不同。在 61~84 岁的男性和女性中，一些力量指标与脊柱骨密度相关。握力与前臂和脊椎骨密度相关，背部肌力是老年男性骨密度的最佳预测指标。体重可以预测老年女性的骨密度，这可能是由于体重越大，骨骼承受的重力和压力越大。尽管肌肉力量与骨密度呈正相关，但尚且无法通过肌肉力量的增加来推断骨密度的增加。骨质流失是一种多因素现象，肌肉力量下降而导致的机械刺激减少被证明是几个重要因素之一。

（四）骨折

导致骨折的因素有很多，最重要的因素之一是与年龄相关的骨量减少，这使成年人更加容易骨折，特别是髋部、腕部和脊椎。随着年龄的增长，个体不可避免地会发生骨质流失。骨量、骨流失速率、BMI 和实际年龄均可预测骨折。与前臂骨量的直接测量值相比，实际年龄对骨折的预测更准确，对骨量的预测比对骨流失速率的预测更好。BMI 与骨折风险成反比，因此 BMI 极低的女性发生髋部骨折的风险几乎是 BMI 较高的女性的 2 倍。高 BMI 的超重女性对某些骨骼施加的机械应力大于平均水平，这可能会减慢骨流失速率。臀部脂肪较多的女性在跌倒时可受到更多的保护，以防骨折。50 岁的白人女性发生任何类型骨折的终生风险为 70 %。女性髋部骨折的发生率是男性的 2 倍。此外，相当一部分经历髋部骨折的女性将永远无法恢复活动能力，40 % 的女性可能因骨折并发症死亡。有充分的证据表明，经常参加体育锻炼可将髋部骨折的风险降低 20 %~40 %。研究发现，每星期增加 1 小时的步行，髋部骨折风险可降低 6 %。

（五）骨质疏松症

骨质疏松症是一种严重的疾病，其特征是低骨量和骨组织的微结构退化，这会增加骨骼脆性和骨折风险。该疾病包括骨量减少、骨骼结构和质量退化。由于没有准确的总体骨强度指标，一般将骨密度作为替代指标。1994 年，世界卫生组织建立了骨密度测量标准，以骨龄峰值时成年女性的骨密度作为标准，可以在骨折发生之前诊断出骨质疏松症。骨质疏松症的定义为低于年轻女性骨密度平均值 2.5 个标准差，骨量减少的定义为低于年轻女性骨密度平均值 1.0~2.5 个标准差。低于峰值骨质的标准差每增加 1 个，女性骨折的风险大约增加 1 倍。原发性骨质疏松症（归因于衰老的骨质流失）有两种类型：Ⅰ型骨质疏松症（绝经后），即雌激素水平降低时发生的骨量加速流失（绝经后 5 年，每年流失 3 %~7 %）；Ⅱ型骨质疏松症（与年龄相关），骨质随着年龄的增长而不可避免地流失，男女性均会发生。激素、消化系统和新陈代谢失调及长时间卧床休息和失重（太空飞行）

均可导致继发性骨质疏松症的发生。

血糖升高引起的人体营养物质代谢异常会引发骨质疏松，原因是胰岛素分泌不足影响机体对血糖的利用率，脂肪分解增加，蛋白质合成下降，引起骨矿化不良，出现骨质疏松，而在美国第三次营养和健康调查中显示，糖尿病患者与无糖尿病患者相比，骨密度更高，因此需要进一步研究证实；骨髓基质细胞是骨细胞和脂肪细胞共有的前体细胞，过氧化物酶体增殖物激活受体 γ 是其向骨细胞和脂肪细胞分化过程中发挥主要作用的调节因子，血脂水平增加一方面会引起体内过氧化物酶体增殖物激活受体 γ 增加，影响骨髓基质细胞向骨细胞的分化，另一方面会改善血管通透性，一氧化氮合成减少，引起骨髓微循环障碍，同时脂肪细胞过多会导致血管长时间处于受压状态，导致骨髓缺血缺氧，加重骨量减少。

钙是骨密度增强和骨矿形成的主要材料，血清钙水平下降提示骨质代谢效率下降，骨量降低，易出现骨质疏松。镁是机体内参与众多反应且含量最高的阳离子之一，能够激活和催化酸性磷酸酶和碱性磷酸酶在内的 300 多种酶，酸性磷酸酶和碱性磷酸酶下降提示镁降低，骨组织结构易变性和骨脆性增加，易出现骨质疏松。

四、老年人关节的老化

关节在生命周期中始终经历着磨损，老年人的关节功能问题相对普遍。关节炎包括影响滑膜关节的所有风湿性疾病，通常涉及关节软骨的损害，但具体原因可能有所不同。例如，关节炎可由细菌或病毒感染、关节损伤、代谢问题或严重的身体负重引起。骨关节炎是一种常见的慢性关节退行性疾病。类风湿关节炎是一种炎症性疾病，约有 2.5 % 的成年人患有此病。在某些情况下，当免疫反应错误地攻击关节组织时，也会引发炎症反应。

（一）柔韧性下降

柔韧性是指单个或多个关节的活动范围，它取决于关节、肌腱、韧带和肌肉等软组织的状态。当这些软组织柔软且紧实时，关节可以进行全范围的运动。肌肉被认为是提高柔韧性的最重要且可变的结构，可以通过使用关节及参加使关节在其整个活动范围内运动的体育活动来保持关节的柔韧性。关节的柔韧性对于运动至关重要。如果骨骼不能在其活动范围内完成动作，那么拥有再坚固的骨骼和肌肉也无济于事。因此，柔韧性与心血管耐力、身体成分和肌肉力量一样被认为是与健康相关的体适能重要组成部分。

柔韧性的下降不仅减少了在关节处进行的运动次数和质量，还增加了关节或横穿关节肌肉的损伤可能性。僵硬会导致肌肉、肌腱、韧带损伤甚至脱离。对于成年人来说，下肢柔韧性对于良好的行动能力尤为重要，包括弯腰步行和爬楼梯等。上肢活动范围对完成一些功能性任务是必要的，如拉背后拉链、穿脱套头衣物、系安全带、在高架子上放一些东西或背手从口袋拿钱包。

随着年龄的增长，脊椎柔韧性也会发生变化。一项对20~84岁女性的脊椎柔韧性研究表明，在脊椎伸展方面，衰老效应最明显，与20~29岁年龄组相比，70~84岁年龄组的伸展柔韧性下降了50 %。随着年龄的增长，前屈（向前弯曲）的活动范围缩小最多，其原因与大多数人参加的日常活动类型有关。日常生活中很少出现向后倾斜的情况，而许多活动都涉及前屈。大多数日常活动（如进食、阅读、编织和烹饪）使人们倾向于使用颈部、肩膀和手臂屈曲，而非伸展。此外，随着年龄的增长，平衡能力也会受到损害，人们向后倾斜的可能性大大降低。

踝关节的柔韧性也会随着年龄的增长而下降。55—85岁，女性受试者的踝关节活动范围减少了约50 %，男性受试者约减少35 %。随着年龄增长，脚踝向上屈曲（背屈肌）的肌肉无力，以及由于肌肉结缔组织顺应性丧失而导致小腿肌肉阻力增加，这两者意味着在行走过程中踝关节的屈伸范围缩小，从而导致踝关节活动减少，最终会导致踝关节或踝关节周围的运动范围完全丧失，这将加大肌力损失，从而增加跌倒的风险。

柔韧性随着年龄增长而下降，这主要归因于缺乏运动。在整个活动范围内移动关节的日常活动可以保持或改善与年龄相关的柔韧性。已有研究探讨一般的运动干预措施，包括有氧训练、力量训练、舞蹈、健美操和太极拳的多种组合运动对活动范围的影响。但是，许多研究都将伸展运动作为训练方案的一部分，因此更加难以确定这些训练计划对柔韧性的影响，以及确认区分何种运动引发了柔韧性的改变。实验研究表明，12周的太极拳训练对体适能指标的影响，包括58~70岁的男性和女性的躯干柔韧性，躯干屈曲幅度增加了11°（提升了21 %），对照组没有发生变化，存在显著差异。但是，由于驼背（上脊椎前屈）会随着年龄的增长而加重，因此躯干伸展的改善将为老年人带来更大的益处，但该研究未对此进行评估。

尽管随着年龄的增长，关节活动范围逐渐缩小，但很少研究特定的拉伸干预措施对老年人柔韧性改善的影响。大多数研究为对老年人进行为期6~10周的短期干预。一项随机对照试验研究了拉伸对老年人柔韧性的影响，对实验组的20名老年人（平均年龄71.8岁）进行10周的拉伸训练，每周进行3次伸展练习，每次 30~40 分钟，包括坐位体前屈、仰卧成桥和俯卧背伸；所有动作进行 3 组，每组 10 次。实验组的下背部和腘绳肌柔韧性（坐位体前屈）提高了 4.2 厘米（25 %），脊椎伸展（俯卧位后伸）提高了 7.2 厘米（40 %），对照组则无变化。这与其他有限的数据一致表明，对健康老年人进行关节活动范围的锻炼可以增强其柔韧性。对于希望改善行动能力的老年人，应在所有运动计划中纳入柔韧性训练。但是，尚无特定的剂量反应、相关指南来确定运动过程中拉伸的重复次数、持续时间、具体的拉伸次数。

（二）骨关节炎及其原因

骨关节炎（osteoarthritis）或退行性关节疾病是最常见的慢性疾病之一，也是关节炎的最常见形式。大约 50 % 的 65 岁以上老年人和 85 % 的 75 岁以上老年人会受到骨关节炎的影响。骨关节炎对爬楼梯和走路的负面影响大于其他任何疾病，它也是全髋关节和全膝关节置换的最常见原因。骨关节炎的病情从轻度到重度，会影响手、臀、膝盖、踝和背部等承重关节。骨关节炎经常发生在因重复执行某项特别喜爱的运动或负重过大而受伤的关节。根据症状和病理学可定义骨关节炎。损伤或反复撞击会磨损透明关节软骨，并伴随软骨下方骨质的变化（包括骨刺的发展）和关节内及周围软组织结构的变化。这些结构可发生滑膜炎韧带松弛及关节周围肌肉无力。通常，骨关节炎患者的先发症状是运动后或不运动时的疼痛加剧。

骨关节炎的病因尚未完全明了，但遗传环境和生活方式等显然是影响因素。与冠心病一样，骨关节炎受多种风险因素的影响。某些风险因素（如年龄、性别和家族病史）是不可变的，而其他风险因素（如肥胖、肌无力、剧烈运动和不运动）是可以改变的。减少或消除这些危险因素可以减少与骨关节炎相关的症状和残疾。有专家通过对北京的 1506 名 60 岁以上公民和骨质疏松性骨折研究的 2 个样本及美国国家健康与营养调查的 60~74 岁的样本进行对比研究髋关节炎的患病率发现，中国女性的患病率为 0.9 %，而美国女性的患病率为 3.8 %~5.5 %；中国男性的患病率为 1.1 %，而美国男性的患病率为 4.5 %；另外，中国人群的骨关节炎患病率并没有随年龄的增长而增加。这些结果表明，与美国白人相比，中国人的髋关节炎发病率低了 80 %~90 %。髋关节炎患病率的文化差异可能归因于体育活动、中国人的低肥胖症患病率及遗传因素。下蹲是中国人传统且常见的姿势之一，加之日常生活中额外的步行运动，这两者可能有助于维持肌肉力量耐力以及肌肉、肌腱和关节的柔韧性，从而有助于预防骨关节炎。

年龄是骨关节炎的最危险致病因素，女性 40 岁之后和男性 50 岁之后的骨关节炎患病率更高。女性的手和膝骨关节炎患病率更高，而男性的髋关节炎患病率更高。一项长达30年的膝骨关节炎纵向研究探讨了体重与骨关节炎的关系，该研究表明，超重男性和女性比正常体重男性和女性患骨关节炎的风险更高。但是，随机临床试验提供的数据说明骨关节炎症状的减轻与体脂的减少具有更强的相关性，而不是体重的减轻。

适量的体育锻炼不会增加骨关节炎的患病风险，但参与需要终生剧烈运动或激烈竞争性的职业体育活动可能会加快骨关节炎的进展。骨关节炎的其他风险因素包括肌肉无力和关节本体感觉降低。股四头肌无力在膝骨关节炎患者中很常见，并且这种无力与关节不稳和缓震能力降低有关。这些人为了避免加重关节负荷所带来的疼痛会减少运动，但这会导致他们的肌肉虚弱。然而，即使在没有膝关节痛史的老年人中，股四头肌无力也与膝骨关节炎密切相关。因此，股四头肌无力不仅是膝骨关节炎的结果，也是其危险因素。

很少有证据表明运动训练可以影响骨关节炎的病理过程，但是有证据清楚地表明，运动训练不会加剧疼痛或加速疾病进展，并且可以减轻疼痛和改善功能。实际上，骨关节炎患者定期进行体育锻炼对生理、心理和功能的益处与普通人相同。运动训练最重要的好处之一就是增强力量、平衡能力和维持姿势稳定性，这可以减少高风险人群跌倒的发生。有氧运动和力量训练均能有效改善老年人与骨关节炎功能有关的身体参数。有氧运动可以增强力量和改善柔韧性，长时间的持续运动可以减轻体重，从而减轻关节受力，进而减轻疼痛。

体育运动还可以增强幸福感。适当的体育活动对关节炎患者非常有益，研究指出关节炎通常会对患者的自我肯定和自我形象带来负面影响，但是由于参加体育活动而引起的身体形态的改变和自我感觉的改善可以抵消负面情绪。关节炎患者往往拒绝社交活动，然而体育活动恰好为关节炎患者拓展了交际范围。

许多人质疑长期负重跑步是否会让跑步者关节承受更大压力，以至于发展为骨关节炎。关于跑步和骨关节炎关系的信息很少，现有的数据并不支持正常跑步会对关节产生负面影响。50~72岁时，跑步并不会加速骨关节炎的进展。通过比较1984—1989年同一批受试者骨刺、硬化和关节间隙变窄的发生率，尽管两组的骨关节炎发生率均增加，但与非跑步者相比，并没有更多的跑步者患上关节炎。

第二节　老年人的心理健康

随着老龄化程度的加剧，以及老年人生活方式与社会角色的转变，使得老年群体的心理问题凸显，如孤独、烦躁不安、焦虑和抑郁等在老年群体中普遍存在。

目前中国老年人，无论是男性还是女性，心理健康水平不容乐观，心理问题突出，尤其是城市老年人心理健康水平下降趋势明显；离婚率、死亡率、犯罪率等相关的社会指标与老年人心理健康水平下降密切相关。

根据世界卫生组织的报告，目前神经精神障碍负担占到所有疾病负担的10 %，其中精神障碍负担占到所有疾病负担的 7.4 %。预计到 2030 年，抑郁障碍的疾病负担将超过缺血性心肌病，成为全世界疾病负担排名第一的疾病。

中国老年人认知异常检出率为 10.1 %；65 岁及以上痴呆患病率为 5.14 %；老年人抑郁症状的检出率为 23.6 %，抑郁症患病率为 10.8 %；焦虑症状的检出为 22.1 %，焦虑障碍的终生患病率高达 7.6 %；总体精神障碍的终生患病率达 16.6 %，意味着有 1/6 的人可能会患神经精神障碍。

一、衰老与心理健康

衰老这一过程可发生在身体的各个部位，人人都无法避免，但个体间会存在衰老速度与程度的不同。

最重要的是，衰老及其所伴随的各种变化是每个人一生中所必经的正常过程，不应与疾病、死亡画等号。

研究表明：性格乐观者长寿，心理健康的老年人患慢性病和阿尔茨海默病的风险低，而抑郁则会增加心血管疾病及其他疾病的风险。

健康长寿者的共同心理特点：心理稳定、通达顺变、乐观开朗、心胸坦荡、善于适应环境、有充实的精神生活。

在老年阶段身体功能衰退的同时伴随一系列认知功能的改变，如记忆力衰退、注意力难以集中、反应速度变慢等，这些变化会对日常生活造成一定影响。

二、老年人心理特征的表现

（一）情绪和情感的极端变化

基于年龄的日益增长，老年人不仅出现生理功能逐渐下降的现象，同时脑部组织也出现退化现象，导致老年人情感认知与情绪出现极端化发展。一方面，一些老年人失去对外界事物的关注力，对新生事物产生不解和抵制，不喜欢参与到外界的各种活动中；另一方面，部分老年人过于关注外界事物并出现过度参与的行为，针对那些不符合自己价值认知的现象表现出十分强烈的反应，严重时出现情绪失控的问题。老年人也希望得到外界的认可与尊重，尤其是希望得到家庭成员的情感认可和尊重，体现出一定的依从心理。而家庭成员却经常忽视老年人的想法或敷衍了事，老年人因此感到更加失落与郁闷，从而造成情绪情感极端变化，负面情绪接踵而至。

（二）自我价值肯定的缺失

大多数老年人在离退休后从社会主流地位过渡到边缘角色，脱离了原本繁忙的工作岗位，拥有了更多的空闲时间，使许多老年人感到不适，经常觉得无所事事，在这种情绪的影响下，老年人容易情绪低落，产生年老无用或自我否定思想，若子女不在自己身边，不能及时找到沟通对象和方式疏解这种情绪，缺乏足够的精神慰藉和情感寄托，在这种情绪的持续影响下，可能会转化为心理问题，不利于老年人生活质量提高。

（三）消极悲观的心理认知

研究指出，新时期老年人主要表现出焦急、恐惧等负面的心理情绪，这主要是因为大部分老年人会受到疾病的影响，面对不同的疾病，老年人会出现不同的情绪反应，从而体现出不同的心理状态。例如一些老年人患有慢性疾病，一方面担心患病时间过长不能得到他人的照顾，一方面也担心因为自己耽误其他人的生活和学习。同时，高额的医药费也会加剧老年人的负面情绪，尤其是那些没有比较稳定经济来源的老年人，对疾病治疗会产生抑郁或消极悲观的认知，也容易出现惧怕死亡的心理状态，这些心理认知会影响生活质量。

（四）孤独感增强并出现情感危机

部分老年人因为身体的原因出行不便，使自己处于相对封闭的环境中，无法接触到同龄人，很难找到沟通的对象，产生群体失落感。再加上客观条件的限制，对新事物的接收能力有限，不能很好地使用现代通信工具，造成对外信息闭塞，不与子女同住，他们孤苦无依，缺乏有效的沟通，内心的消极情绪也就无法宣泄，久而久之就会造成内心的苦闷，感到孤独无助，进而导致其社会化程度越来越低，孤独感更加强烈。加之缺乏精神慰藉，无法及时宣泄这种负面情绪，从而产生情感危机，使得身心惆怅、孤寂甚至抑郁。

（五）焦虑、恐惧的精神状态

生老病死是人们必须接受的自然生长规律，需要人们正确看待生命，也应该养成健康的生命观念。夫妻双方的一方突然离世会对老年人情绪造成比较大的影响和精神刺激，导致老年人出现孤独的心理情绪。与此同时，部分老年人看到周边人离世或受到疾病的困扰后总会联想到自己，也会对子女的工作与婚姻生活等产生忧愁的情绪，导致其失去生活的自信心与乐趣，产生焦虑和恐惧。

三、生理健康与心理健康的关系

（一）生理健康是心理健康的基础

进入老龄期，生理衰老速度加快，心理衰老也随之表现出来；许多人出现了身体疾病，也伴随出现心理问题。一般情况下，生理健康是心理健康的基础，绝大多数有身体疾病的人都有不同程度的心理问题。

（二）心理健康反过来作用于生理健康

积极心理状态有助于提高生理功能。在应急状态下，会产生应激反应，心率加快、血压升高，使人体发挥更大的能量。消极心理状态则可能影响到生理衰老甚至导致过早死亡。有些慢性病患者难以康复或过早死亡往往是心理与生理相互作用的结果，对疾病的恐惧与负面情绪是影响癌症患者生存期的一个重要因素。

四、心理健康问题的影响因素

（一）社会文化环境变化对老年人心理健康产生影响

离婚率增高和子代不生育状况增多标志着以家庭为纽带的亲密关系不再是老年人的心理支撑点，老年人在配偶、子女的陪伴等方面的需求无法得到满足；另外，社会环境变化加剧，生活节奏加快给老年人生活带来压力，未来生活的不确定性增加，从而引发一系列的心理问题；突发公共事件的频发导致死亡率上升，尤其给健康状况日益变差的老年人带来恐惧不安的情绪；而一些社会不安定因素可能使老年人感知到更多的威胁，对自身、配偶及子女的担忧增多，从而影响心理健康。

（二）家庭结构与规模变小

传统大家庭结构基本上不存在了，四世同堂的情况已经少见；亲情交往也在逐步减弱，家庭结构单一化，较多老年人单独居住，来自家庭的社会支持减少，孤独感增加，与他人产生隔阂与疏离。

（三）子女的关爱与精神支持减少

当代年轻人工作和生活等方面的压力越来越大，长辈老人的数量增加，一对年轻人往往要赡养 4~8 个老人，使得他们陪伴每个老人的时间精力有限，这可能使老人心理健康水平呈现逐年下降的趋势。

（四）社会支持水平不足

老龄期心理健康与其社会支持水平呈正相关，高水平的社会支持可以改善老年人的心理健康状况。我国老年人的社会支持水平在逐年下降，大多数人包括老年人习惯于沉浸在自我世界中，很少与外界世界进行深入的沟通交流，因而失去社会联系与社会网络。

五、老年人心理关爱

随着年龄的增长，机体衰老、记忆力减退、孤独寂寞感增加、认知能力下降等给老年人带来许多负面影响，因而心理问题越来越明显、越来越普遍。加强老年人心理关爱要从家庭、社区、社会等方面入手，增加代际沟通、提高社会支持力度。老龄期需要情感依托、理解和尊重、信赖和鼓励，支持和鼓励老年人参加一些力所能及的社会交往活动、身体锻炼有益于身心健康。

（一）老龄期积极心理建设的要点

（1）接受不能改变的部分，把注意力转向可以改变的方面，并制订行动计划。进入老龄期生活的一个重大改变是退休及其退休后生活内容的改变，适应退休生活是一个接纳改变、调整生活节奏的重要过程。

（2）除家人外要至少交一两个朋友，经常参加一些社交活动。

（3）凡事都有两面性，多想想好的方面，对坏的事情能够做出正面的解释。

（4）最好有一个生活目标，积极去做一些有意义的事情。

（5）有机会利用自己的资源与优势发挥价值。

（6）增加身体活动量，进行每周 3 次、每次至少 30 分钟的躯体运动。

（7）寻找生活乐趣，选择一项自己喜爱的活动。

（二）老龄期自我心理调适

1. 个体对焦虑情绪的调适

（1）不要把想法当作事实，识别当前为之焦虑的事件，识别焦虑背后的想法和自己担心的事情，寻找证据检验想法，得到符合现实的想法，找到应对措施。

（2）清楚地认识问题，做所能改变的事情，列出所有可能的解决办法，权衡各种解决模式的利弊，尝试某一种解决办法，观察这一办法的效果，如果不好，尝试其他解决办法。

（3）学会放松，适当变换生活状态，如出去散步、与人交谈、听音乐、适量运动等，冥想和瑜伽是应用较广的减压放松的办法。

（4）保持社会联系，多与家庭成员、亲戚、朋友互动交往，培养亲密关系，这利于缓解身体功能与认知功能衰退带来的紧张和焦虑。

2. 抑郁情绪的个人调适

（1）接纳自己的不完美，不要事事追求完美，允许自己失败或犯错误。

（2）适度宣泄情绪，那些心中有气而不愿意流露的人在生活中更容易受阻，适度发泄怒气有助于生活顺利。愤怒是一种危险的情绪，具有破坏性，但过度隐忍容易蓄积不良情绪，同时不利于事情的解决，正确的方法是学会巧妙而恰如其分地发泄情绪。

（3）主动寻求社会支持，如向同龄人或亲朋好友寻求情感支持。

（4）每天记录高兴的事情。

3. 老龄期孤独的自我调适

进入老龄期后，家庭圈子要巩固，亲朋圈子要保持，社交圈子可扩大。夫妻关系在生活照料和情感支持方面起到重要作用，因此要善待生活中的另一半；要与子女或兄弟姐妹的子女保持良好的关系；同时要与朋友、玩伴处好关系，积极参加一些活动，尽量融入群体，不要让自己孤立起来；也要培养兴趣爱好，如唱歌、跳舞、书法等。

（三）老龄期心理照护

心理问题对老年患者的影响是巨大的。除个人的调适外，还需要家庭或社区照护人员给予关爱，照护人员应评估老年人的心理、社会健康状况，了解引发心理问题的相关因素，安抚情绪，提供心理支持，帮助预防和减轻心理问题。

1. 焦虑

（1）了解焦虑现状及睡眠情况；评估焦虑的原因、症状、表现、持续时间、严重程度及对社会功能的影响。

（2）鼓励老年患者用语言表达内心体验及感受；应用陪伴、倾听、触摸及安抚等方法传递关怀；根据心理接受程度，提供疾病诊断、治疗及预后的实际信息；急性焦虑发作时，协助老年患者离开诱发环境，专人陪护，必要时限制活动范围；提供安静舒适的睡眠环境。

（3）告诉老年遵医嘱服药及妥善保管药物的重要性；告知老年患者积极参加力所能及的体育锻炼与社会活动；教会老年患者及照护者识别焦虑情绪；教会老年患者使用静养等放松方法。

（4）注意人文关怀，维护老年患者的尊严；关注诱发因素及并发症，及时与医生及照护者沟通。

2. 抑郁

（1）了解抑郁现状、家族史、用药史及活动能力；评估临床表现、持续时间、严重程度及对社会功能的影响；评估自杀意念、频次、自伤自残及焦虑疾病情况；评估睡眠及体重增减情况；评估家庭、社会支持情况及照护者的能力与需求。

（2）评估筛查抑郁，鼓励老年患者用语言表达内心感受及感觉，注重倾听，表达理解，做好共情；适当陪伴，并调动社会支持系统，表达关心和支持；保证营养摄入，维持正常体重；帮助其制订能够获得快乐或树立信心的短期活动计划；遵医嘱给药，观察药物作用及不良反应；观察、识别自杀先兆，制订应急预案；对于有自杀倾向者，应专人看护，做好药物及环境设施安全管理，避免其触及危险物品，及时到专科就诊；对睡眠障碍者给予相应的护理措施。

（3）告知老年人遵医嘱服药及妥善保管药物的重要性，教会其转移注意力、合理宣泄及控制情绪的方法。

（4）充分认识老年患者个性化需求，尊重并维护其尊严；根据患者情况和需求及时调整护理方案。

3. 孤独

（1）了解孤独现状、生活自理能力、视力、听力及语言表达能力；评估独处时间及社交频率；了解性格特征及兴趣爱好；了解家庭、社会支持情况及照护者的能力与需求。

（2）鼓励老年患者主动诉说内心感受，耐心倾听，适当陪伴，表达关心和支持，并给予肯定；引导老年患者正确认识孤独问题；根据自理能力给予适当的照护措施，降低独处风险；制订短期锻炼计划，鼓励参与社区活动，发展个人社交网络；采用互动技巧，给予鼓励及正向反馈；帮助其发现兴趣爱好，并给予鼓励与肯定；叮嘱并引导严重焦虑及抑郁情绪者及时到专科就诊。

（3）指导老年患者逐步适应社会角色转变，建立新的生活模式；指导照护者帮助老年患者获得情感支持的方法。

（4）帮助老年患者疏解负面情绪，避免其因孤独产生抑郁；不应强求老年患者完成不愿意做的事情，鼓励其主动社交，并给予肯定。

第三节　老年人的健康体适能

一、老年人的心肺适能

（一）心肺适能概述

心肺适能是健康体适能最重要的组成部分之一，它反映由心脏、血液、血管和肺组成的呼吸和血液循环系统向肌肉运送氧气和能量物质，维持机体从事运动的能力。拥有良好心肺适能的人通常也具有较好的运动耐力或有氧运动能力，因此，心肺适能有时又被称为心肺耐力或有氧能力。心肺适能的影响因素是多方面的，包括遗传、年龄、性别、训练和体脂等。遗传因素是影响心肺适能的重要因素。

心肺适能的水平对于人体的功能有着很大的影响作用，随着年龄的增长，人体的心肺适能在不断下降。高龄是发生心血管疾病的一个重要危险因素。很显然，老年人由于患高血压、糖尿病、血脂异常等概率的增加，更容易发生心血管疾病。随着年龄的增长，呼吸系统结构与功能会逐渐发生衰老的变化，从而使老年人在发生呼吸系统疾病和全身疾病时，肺要比年轻人的肺更容易受到损害。

（二）运动延缓衰老对心肺适能的影响

1. 运动与延缓衰老

如何延缓衰老一直以来是研究的热点。运动对于衰老的作用体现在两方面，一方面体现在运动对于延缓衰老的积极作用；另一方面体现在运动对于机体的损伤作用。生命在于运动，对老年人来说，要通过运动来达到延缓衰老增进健康的目的，尤其要重视科学合理地进行运动。只有适度的运动才有益于自身，过度运动往往适得其反，不仅会使疲劳加深，还会使机体受损，生理心理都会出现不正常的现象。

2. 运动对延缓老年人心血管系统衰老的作用

大量研究表明，坚持体育运动不仅能够增强体质、增进健康，对预防心血管疾病也有着积极的作用。合理运动可以降低安静状态下血压，从而有效地防治高血压。合理运动能够让血清中的高密度脂蛋白含量增加，从而减少三酰甘油含量。此外，运动还可以降低血糖，提升机体糖耐量。

3. 运动对延缓老年人呼吸系统衰老的作用

人类的肺功能基本上从30岁开始逐渐退化，并随着年龄的增长而加速。经常参加体育运动可以有效延缓老年人呼吸系统的老化过程。

二、老年人的肌肉力量

肌肉力量有广义和狭义之分，广义的肌肉力量是指肌肉收缩时克服内外阻力的能力，包括狭义的肌肉力量、肌肉耐力和肌肉爆发力；狭义的肌肉力量是指肌肉主动收缩时产生的最大力量。肌肉力量和肌肉耐力是健康体适能的重要组成部分，它们与人的健康密切关联。

（一）肌肉力量概述

日常生活中，无论是为躲避突如其来的汽车而做出的及时反应，还是逛街拎着东西，或者是日常的跑跳等姿势动作，都需要肌肉力量，可以说肌肉力量无处不在，与我们的生活息息相关，发挥着重要作用。肌肉力量是保证人体最基本身体活动能力的重要能力，对其他身体素质的发展有着重要的影响，是提升身体健康、掌握生活能力、获得良好生活质量的重要基础。

随着年龄增长，肌肉逐渐丢失，对老年人群而言还会伴随出现一系列如易跌倒、骨折等健康问题，老年人更应当重视肌肉力量。

老年人对意外事件的快速应对能力与肌肉爆发力有关，例如，立即制动以避开驶来的汽车，从即将跌倒到重新恢复平衡状态，紧急刹车以避免交通事故及迅速抓住扶手等。如果没有能力做出这些反应，后果将非常严重。

根据表示方法的不同，肌肉力量可分为绝对力量和相对力量。根据表现形式的不同，肌肉力量可分为最大力量、快速力量和力量耐力。这种分类具有较高的公认度。

（二）影响肌肉力量的因素

肌肉力量受多种因素的影响，包括肌肉形态和结构、神经调节功能、心理因素、肌肉内感受器反馈调节、雄激素、心肺适能、年龄、体重及骨杠杆的机械效率等。

（三）衰老对肌肉力量的影响

1. 肌肉力量下降

人的生理功能身体素质随着年龄的增长而逐渐下降是一种不可抗拒的自然规律，老年人随着年龄的增长，肌肉力量呈现逐年下降趋势。

（1）绝对力量下降：在人体自然发展过程中，人类 30—80 岁肌肉绝对力量下降 30 %~40 %。肌肉力量与肌肉质量密切相关，存在一致性。肌肉质量下降直接影响肌肉功能，特别是肌肉力量。

（2）相对力量下降：肌肉横截面积的大小与肌肉力量的大小成正比。通过对人体单位面积肌肉力量的研究可以了解老年人相对肌力的发展机制。

人类肌肉衰老的复杂结构变化可以部分解释单位面积肌力下降。老年人肌肉结缔组织会出现增加现象，但其数量增加并不能改变肌肉非收缩成分的横截面积，也不能提升肌肉单位面积肌力。

进入老年后由于生理功能的减退、缺乏体育锻炼等，力量素质下降非常明显。到 60 岁时，男女握力均值从最高的 47.4 千克和 29.4 千克降至 37.4 千克和 23.9 千克，至 65 岁更是降到了 34.9 千克和 22.8 千克。

2. 肌肉力量下降的原因

生理功能的减退是老年人力量素质下降的主要原因，进入老年期后人体生理功能中与肌肉力量密切相关的心血管系统、呼吸系统功能的活动能力下降，肌肉组织的退行性变化等都是肌肉力量下降的重要原因。

心血管方面，动脉弹性下降、动脉壁增厚导致动脉容量减小。这系列的变化导致了心脏的泵血功能降低、收缩压升高，使得老年人的心率增加、每搏输出量减少。

老年人胸壁弹性下降、呼吸肌力量下降使得最大通气量减少，无效腔容积增大导致肺活量下降，肌肉活动的氧供应减少，肌肉力量下降。

肌肉力量与肌纤维的数量及肌肉横截面的大小有关。进入老年后，肌肉组织部分由脂肪和结缔组织代替；快肌纤维数目减少或体积变小；肌原蛋白 ATP 酶的活性下降；肌纤维变细，肌肉收缩力量减小；弹性组织减少，肌原纤维结构的变化使收缩结构的阻力增大，肌肉力量变小。

三、老年人的柔韧性

人到中年以后，关节囊及关节周围的韧带、肌腱会逐渐老化，柔韧性会减退，而且还会出现椎间盘突出症、肩周炎、腰腿痛等退行性疾病。

（一）柔韧性概述

柔韧性是评价体适能的一个重要指标。在此主要介绍柔韧性的定义、意义、分类和影响因素。

1. 柔韧性的定义

在体适能中，柔韧性被定义为人体各关节的活动幅度，即关节的肌肉、肌腱和韧带等软组织的伸展能力。

2. 柔韧性的意义

大量实验和研究表明，柔韧性在身体素质中占据重要的地位。在日常生活和工作中，我们完成很多动作都需要有良好的柔韧性。当肩周炎发作时不仅会让人感到疼痛难忍，还会使关节活动受限，使我们连最基本的穿衣活动都无法完成。在老年人中，特别是腘绳肌紧绷会导致步幅减小和行走速度的降低，从而会导致行走不平衡的问题。

拥有良好的柔韧性能保持肌肉较好的弹性，有助于预防肌肉僵硬和肌肉劳损，减少运动损伤，并且对身体功能的提高有所帮助，最明显的是可提高自身协调性和平衡能力，这对预防老年人跌倒具有重要意义。

（二）衰老对柔韧性的影响

老年人全身关节的灵活性和韧带伸展性的衰退将直接导致其关节活动幅度变小、活动速度减慢。这种关节结构的老化极易引起老年人的关节损伤，给老年人的日常生活、工作带来较大不便。

关节的主动运动主要靠肌肉的收缩来带动。如果肌肉力量下降，那么肌肉就没有能力带动关节主动完成全范围的运动，人的主动关节活动度也会下降。除此之外，肌肉萎缩会导致关节因肌肉长度不够而无法完成全关节范围活动。由于老年人黄韧带的延伸能力下降，在关节进行运动时，就像有一根绳子在向与关节运动相反的方向拉住关节，阻止关节运动，所以老年人的脊柱关节活动度就会下降。

四、体育锻炼方式与体适能的关系

（一）老年人体育锻炼方式对心肺适能的影响

心肺适能的水平受多种因素影响，尤其老年人心肺适能在生活中更占据了重要地位，如何增强老年人心肺适能成为体育领域研究的热点之一。锻炼强度是增强心肺适能的首要影响因素，老年人应选择适宜的运动强度，注重中低强度锻炼，参加合理的运动项目，坚持有规律的体育锻炼，促进身心健康，达到增强心肺适能的功效。锻炼持续时间是增强心肺适能的第二影响因素，每次锻炼持续时间坚持 60 分钟及以上，锻炼期间注意调整呼吸，保持身体放松，积极锻炼，锻炼持续时间越长，心肺适能相对越好。锻炼项目是增强心肺适能的第三影响因素，男性老年人经常参加跑步、太极拳，女性老年人经常参加广场舞、健身操项目，并且每次坚持锻炼时间较长，可提高身体机能水平，增强心肺适能。

（二）老年人体育锻炼方式对肌肉适能的影响

1. 体育锻炼方式与上肢肌肉适能

上肢肌肉适能的水平受多种因素影响，尤其老年人上肢肌肉适能在生活中更占据了重要地位，增强老年人上肢肌肉适能，对老年人身体机能有很大帮助。锻炼强度是改善上肢肌肉适能的首要影响因素，在条件允许下老年人应适当提高锻炼强度，参加合理的运动项目，坚持有规律的体育锻炼，要求动作规范，全面提升上肢肌肉力量、肌耐力的发展，增强上肢肌肉适能。锻炼年限是改善上肢肌肉适能的第二影响因素，坚持锻炼年限 3 年及以上，养成体育锻炼的好习惯，坚持晨练，让体育锻炼成为生活常态，锻炼年限越长，上肢肌肉适能越好。锻炼项目是改善上肢肌肉适能的第三影响因素，男性老年人经常练习哑铃弯举以及握力器，女性老年人经常打羽毛球，可提高上肢肌肉力量水平，促进身心健康，增强上肢肌肉适能。

2. 体育锻炼方式与下肢肌肉适能

下肢肌肉适能的水平受多种因素影响，尤其老年人下肢肌肉适能在生活中更为重要，增强老年人下肢肌肉适能，提高老年人生活质量。锻炼强度是改善下肢肌肉适能的首要影响因素，老年人应选择适宜的运动强度，参加合理的运动项目，坚持科学锻炼，促进下肢肌力肌耐力的发展，增强下肢肌肉适能。锻炼项目是改善下肢肌肉适能的第二影响因素，老年人应经常参加球类运动、跑步、太极拳项目，在条件允许下坚持锻炼持续时间 60 分钟及以上，提高下肢肌肉力量水平，增强下肢肌肉适能。锻炼前有无热身是改善下肢肌肉适能的第三影响因素，每次锻炼前坚持做热身活动，可以有效改善下肢肌肉适能水平，同时预防肌肉拉伤，促进身体健康，增强下肢肌肉适能。

（三）老年人体育锻炼方式对柔韧适能的影响

1. 体育锻炼方式与上肢柔韧适能

上肢柔韧适能的水平受多种因素影响，增强老年人上肢柔韧适能，对提高老年人晚年生活质量有很大帮助。锻炼强度是提高上肢柔韧适能的首要影响因素，老年人应参加科学合理的运动项目，以中低强度锻炼为主，坚持有规律的体育锻炼，加强上肢柔韧性的练习，增强上肢柔韧适能。锻炼前有无热身是提高上肢柔韧适能的第二影响因素，每次锻炼前坚持做准备活动，另外，锻炼后加强身体拉伸练习，不仅可以有效改善身体上肢柔韧性，也可以预防肌肉拉伤，促进身心健康。锻炼项目是提高上肢柔韧适能的第三影响因素，老年人经常参加广场舞、太极拳等项目，每次坚持锻炼持续时间30分钟以上，可提高上肢柔韧适能水平，增强体质健康，丰富晚年生活。

2. 体育锻炼方式与下肢柔韧适能

下肢柔韧适能的水平受多种因素影响，尤其老年人下肢柔韧适能在生活中占据了重要地位，因此增强老年人下肢柔韧适能，对提高老年人生活质量有很大帮助。锻炼强度是提高下肢柔韧适能的首要影响因素，老年人应选择适宜的运动强度，参加有规律的运动项目，坚持科学锻炼，加强下肢柔韧性练习，增强下肢柔韧适能。锻炼项目是提高下肢柔韧适能的第二影响因素，老年人应经常参加广场舞、太极拳等项目，每次坚持锻炼持续时间60分钟及以上，提高下肢柔韧适能水平，促进身体健康。锻炼年限是提高下肢柔韧适能的第三影响因素，坚持锻炼年限3年及以上，同时加强下肢柔韧性练习，经常做下肢伸展拉伸练习，可增强下肢柔韧适能。

（四）老年人体育锻炼方式对平衡与灵敏适能的影响

平衡是人体对于空间环境的知觉能力，必须通过多重感官的输入、动作及生物力学等元素的统合，是一个连续且不断变动的控制过程。从广义上看来，基于动静状态的平衡能力主要包括动态平衡和静态平衡两方面。动态平衡意为当身体状态处于移动状态或身体动作发生改变时，能够控制身体状态保持平衡的能力。静态平衡意为当身体状态在平稳安定状态下，维持身体姿态一段时间不失衡的能力。

平衡能力则与机体的感知、视觉等有关，它有静态平衡和动态平衡之分。它的原理是机体平衡依靠的主要是中枢神经系统对包括视觉系统、前庭觉系统所传递信息的整合以及其对机体肌肉的调节、控制能力。平衡性飞速降低的拐点是 60 岁，在该年龄之前的平衡性稳定在较高水平，而在该年龄之后的每十年将会减少至少 16 %，超过 80 岁老人的平衡性下降更迅速。

灵敏适能是内容复杂的一项综合身体素质，指人体在各种复杂的条件下，快速、准确、协调地完成改变身体姿势、运动方向和随机应变的能力，与年龄、力量、协调性等因素有密切相关性。灵敏素质的生理学基础涉及神经、感觉、骨骼肌结构与功能，是与人体力量、反应、速度、爆发力、协调性等因素密切相关的一项综合素质能力。

老年人随着年龄的增加，身体某些机能便会出现退行性变化，尤其表现在神经与肌肉系统，神经系统的衰退便会影响肢体动作的准确性、反应速度等，肌肉系统工作能力的下降也会造成动作速度、力度的削弱，总结起来便是对动作质量的劣性影响。其次，老年人因精力耗损速度快，相对于年轻人缺少体育锻炼，因此也容易出现肥胖，导致身体活动不便，影响身体灵敏性。

平衡与灵敏适能的水平与很多因素有关，尤其老年人平衡与灵敏适能在生活中更为重要，因此增强老年人平衡与灵敏适能，对提高老年人身体协调性、反应速度有很大帮助。锻炼强度是增强平衡与灵敏适能的首要影响因素，老年人应选择适宜的运动强度，加强平衡与灵敏适能的练习，坚持科学锻炼，增强身体协调、灵活性。锻炼项目是增强平衡与灵敏适能的第二影响因素，老年人经常参加球类运动、跑步项目，在条件允许在坚持锻炼持续时间 60 分钟及以上，可提高平衡与灵敏适能水平，促进身心健康，提升晚年生活质量。锻炼频率是增强平衡与灵敏适能的第三影响因素，老年人每周坚持锻炼 5 次及以上，加强身体协调、灵活性练习，可促进身体健康，增强平衡与灵敏适能。

（五）老年人体育锻炼方式对身体成分的影响

BMI 指数受多种因素影响，尤其老年人 BMI 指数在生活中占据了重要地位，因此改善老年人 BMI 指数，对提高老年人健康体适能水平有很强的实践意义。锻炼年限是改善 BMI 指数的首要影响因素，老年人坚持体育锻炼年限 3 年及以上，增强体质，可降低老年人高血压，预防慢性病，改善身体成分。锻炼强度是改善 BMI 指数的第二影响因素，在条件允许下老年人应适当提高锻炼强度，合理安排日常体育活动，坚持科学锻炼，有氧无氧运动相结合，减脂增肌，提升老年人健康体适能水平。锻炼项目是改善 BMI 指数的第三影响因素，老年人经常参加球类运动、跑步等有氧运动项目，可增强肌耐力，促进身体健康，丰富晚年文化生活。

第四节　老年人的生活方式与行为管理

一、肥胖与体重管理

（一）肥胖的影响

肥胖通常是指人们所摄入的能量超过了消耗量，人体把多余的物质转化为脂肪储存在各个组织及皮下而导致的现象。也就是说身体的脂肪含量超出了应有的范围，达到超标 / 超重的状态。继发性肥胖是伴随着某些疾病而发生的，也被称为病理性肥胖，随着年龄的增长会带来生理功能的改变，使基础代谢率下降、能量代谢减弱，这也是中老年人容易“发福”的原因。

以往衡量人体胖瘦程度及是否健康的标准是体重指数（BMI），也称体质量指数。BMI 是用以千克（kg）为单位的体重数除以以米（m）为单位的身高的平方得出的数字，可作为评估超重和肥胖的标准之一。BMI 在 25~29.9kg/m^2 属于超重，在 30kg/m^2 或以上则属于肥胖。

身体脂肪在一定程度上代表经济能力保障充足的食物摄入，而瘦往往与弱、疾病、贫穷联系在一起。随着生活水平的提高，人们的观念发生了明显的变化，瘦不再与弱、贫穷联系在一起，大多数人都希望变瘦。

尽管大家都追求瘦，但全世界范围内肥胖还是越来越普遍，肥胖越来越成为世界性的流行病，成年人肥胖率不断提高，极端肥胖的人也在增加。

毫无疑问，肥胖是一大死亡风险因素，但是那些仅是超重、尚未达到肥胖者的风险水平相比正常体重者无明显升高。例如，欧美国家的学者研究发现，相对于正常体重的人群，超重人群的死亡风险并不会显著上升，而肥胖的人则面临很高的风险。

（二）老年人减肥与体重控制

由于老年人代谢减慢，更容易变胖，适当控制饮食尤其重要；有家族肥胖史的中老年人应当特别注意及早开始控制体重，采取调整饮食结构、控制饮食量、增加运动量等措施；而对于患有导致肥胖的代谢性疾病的老年人，应当以控制疾病为主；行为与生活习惯管理是减肥和控制体重的最有效方式。

1. 提倡均衡营养，食物种类多样化

蛋白质、糖类和脂肪三大营养物能量比为糖类 55 %~60 %，脂肪 20 %~25 %，蛋白质 15 %~20 %，重量比 4 ∶ 4 ∶ 1。三餐中各餐能量以早 ∶ 中 ∶ 晚为 3 ∶ 4 ∶ 3 的比例为合理。

在减肥期间，调整饮食结构，多摄取高纤维食物（蔬菜），如竹笋、芹菜、茴蒿、韭菜等，可吸收部分油脂，促进肠道蠕动，减少便秘。

烹调方法尽量用炖、蒸、水煮、凉拌等，避免油煎、油炸等方式。总之，控制饮食的主要原则是，饮食多样化，补足蛋白质和粗纤维；减少脂肪和糖类的摄入，如肥肉和糕点；减少总热量的摄入，减慢进食速度，食物摄入，每餐七分饱；饮食规律且有度，早餐不能省。

2. 科学的运动才能达到健身和减肥的作用

百米短距离冲刺、高消耗的竞技比赛属于无氧供能的运动，这类运动持续时间短、强度大，但对体内脂肪动员作用不大，不适合用于老年人减肥。而慢跑半小时、快步走 6 000 步、游泳 1 500 米、跳舞等是特别适合老年人的有氧运动。

持续的、柔韧性的、中等强度的运动比高强度运动更适合老人。

二、老年人的营养干预

老年人和高龄老年人分别指 65 岁和 80 岁以上的人群。世界卫生组织 2015 年发布了《关于老龄化与健康的全球报告》，其中定义“健康老龄化”为“发展和维护老年人健康生活所需的功能发挥的过程”，并提到其取决于两方面的相互作用：①老年人的内在能力，指个体能够动用的全部身体功能和脑力（认知心理）的组合；②个体的生活环境，主要是指安全、友善的家庭及社会环境。健康老龄化应建立在老年人维护内在能力和功能发挥上，而内在能力的 5 个维度中，认知、感知、社会心理、躯体运动、营养及能量平衡相互影响。

膳食营养是保证老年人健康的基石，是维持所有内在能力的基础。我国老年人数量庞大、增长迅速，食物消费、营养健康状况差异大。由于老年人独立生活能力和劳动能力降低、经济收入减少，长期不良饮食习惯和不科学的观念导致食物选择不全面、不均衡，加上老年人机体状况对营养的吸收和利用减少使得老年人的营养素缺乏现象普遍存在。

（一）我国老年人营养健康状况

随着年龄增长，与青年人和中年人相比，老年人器官功能可出现不同程度的衰退，这与食物的摄取、消化、利用等方面密切相关。

目前，我国老年人营养相关健康状况的主要特点：营养不良和摄入过剩现象并存；60 岁以上居民低体重率达 6.1 %，贫血率达 12.6 %，肥胖率达 11.6 %。超过 1/5 的老年人存在营养不良风险，农村老年人营养不良比例更高。营养相关慢性病和老年综合征高发，糖尿病、心脑血管疾病、骨骼退行性病变、衰弱、肌肉减少等慢性病或综合征与营养不良及活动减少相关，严重影响老年人的生活质量和健康寿命。罹患多种慢性病的老年人接近 80 % 存在营养不良，超重、肥胖、优质蛋白质摄入不足、微量营养素缺乏等问题也普遍存在。营养不良严重影响老年人的健康水平、生存质量，也不利于慢性病的康复和治疗。

（二）老年人营养补充

1. 老年人出现低营养状况的主要原因

（1）身体活动量减少、吞咽功能障碍、消化功能障碍、味觉减退、认知功能降低导致食欲缺乏；

（2）食物摄取量减少（进食速度慢，摄入量减少）；

（3）生活环境因素（由于独居缺乏照料，饮食结构单一）；

（4）各种精神因素等。

2. 判断老年人的营养不良状态

营养素需要量是指维持人体正常生理功能所需要营养的数量。日本厚生劳动省专门为老年人制定了“标准营养素需要量”的衡量标准，每 3 年修改一次。该标准以每天所需要的热量来测算，由蛋白质、脂肪、糖类、各种维生素、钙等微量元素构成。

3. 改善老年人饮食习惯，保证营养摄入充足而均衡

进入老龄期之后，由于消化功能减退、身体活动减少、饮食速度减慢等，食物摄入量减少，导致低营养或营养素不全面，体力下降、疾病容易发生或难以康复。

一方面增加摄入富含优质蛋白质的瘦肉、海鱼、豆类等食物；另一方面进行有氧运动和适当的抗阻运动，维持适宜体重与肌肉力量。

三、老年人的运动干预

运动锻炼有益于改善健康及心理功能。规律的运动锻炼能够减少包括心脏病和脑卒中在内的心脑血管疾病的发病率，改善血压和胆固醇水平，增加高密度脂蛋白。运动锻炼也能降低患糖尿病和某些癌症（包括结肠癌和乳腺癌）的风险，减缓老年人的骨矿物质流失。此外，运动锻炼还能促进心理健康，改善抑郁情绪，减轻焦虑，减缓压力，提高认知功能。

（一）运动的好处

坚持运动可以促进心血管健康，如在一定范围内降低血压，改善充血性心力衰竭的症状，减少患心血管疾病的风险，同时还可以减少患糖尿病、骨质疏松、关节炎和抑郁症的风险。经常运动的老年人患病率和死亡率均降低。

运动有诸多好处，但仍有大批中老年人久坐不动，抗拒运动。随着年龄的增长，没有运动习惯的人往往越来越不爱运动，身体衰弱或慢性病也使人们减少运动量。例如，痛风或关节炎导致的关节疼痛使人恐惧运动，曾经经历脑卒中的人由于身体平衡问题难以维持正常水平的运动，跌倒导致的骨折可能改变老年人的运动能力和习惯。

运动锻炼对老年人利大于弊，对于高龄老年人和虚弱的老年人更是如此。在专业人员的指导下，选择缓和的有氧运动，如练太极拳，能够帮助老年人减少跌倒的恐惧和风险，通过运动减少健康风险，提高活动能力。

运动能够让人终身受益，所以最好从现在开始运动，保持良好的体态与精神状态，减少老年身体失能失控的风险。

（二）不同运动的作用

1. 有氧运动

早期的研究通过运动干预对照实验证实有氧锻炼能够减少肌间脂肪含量，有专家经过对超重和血脂异常者的研究显示，经过 8~9 个月的有氧锻炼（运动强度在 40 %—80 %Vmax）后，男女性受试者的大腿肌间脂肪面积均出现了显著减少（女：$-0.55 \pm 1.34cm^2$；男：$-0.55 \pm 1.28cm^2$），对 50~60 岁男女性受试者采取了步行、跑步、踏步机、自行车等多种运动形式，实际运动强度约 70 % 最大心率、每次约 60 分钟、每周 6 次的运动干预方案，实施 1 年后发现，受试者大腿肌间脂肪含量显著降低 $-45 \pm 5mL$。对肥胖女孩分别使用跑步机进行 60 %~75 %Vmax 强度、60 分钟 / 次 ×3 次 / 周的有氧训练 3 个月后发现，受试者大腿中部肌间脂肪面积比空白对照组出现了显著减少 $-13.5 \pm 4.2cm^2$。还有专家通过对青年锻炼者、不锻炼的健康老年人和终身锻炼（锻炼史 52 ± 1 年）的老年人进行比较，发现下肢肌间脂肪随增龄大幅度增多（最大增幅为 130 %），而终身进行有氧锻炼者大腿肌间脂肪的增幅相对不锻炼者减少约 50 %。上述研究表明，进行短期和长期的有氧锻炼均能够产生有效减少肌间脂肪含量的作用。

同时，有研究表明通过有氧运动干预可以使老年人多种神经认知功能得到改善，这些功能包括语言和听觉的记忆功能、抑制转换功能、视空间注意功能等，这表明有氧运动可有效促进整体认知功能水平的提高。

2. 抗阻力训练

抗阻力训练传统上是促进骨骼肌体积和质量增大的方法，有研究显示这种训练也能够减少肌间脂肪。研究显示，12 周的离心性抗阻力训练（反向用力蹬踏测功计踏板以减慢其转速）后，55 岁以上受试者的大腿肌肉组织增加（7 %）、肌间脂肪面积显著下降 -11 %，$p<0.05$。对肥胖女孩使用负重器械、以 8~12RM 重量进行上下肢抗阻力训练 3 个月后，受试者大腿中部肌间脂肪面积比空白对照组显著减少 $-10.9 \pm 4.2cm^2$。使用配重片器械，采取 70 %、1RM 重量，10 次 ×3 组的方案，对肥胖老年人进行了共 5 个月包括上下肢和躯干等各部位练习的渐增式抗阻力训练，结果发现受试者膝关节伸肌的力量、功率及步行速度等均出现改善，大腿肌间脂肪面积显著下降 $-2.2 \pm 6.2cm^2$。同时，阻力运动可促进整体认知功能水平的提升，特别是执行控制功能。

3. 身心运动

老年人的摔倒问题随年龄的增长愈发严重，使更多的研究者将目光聚集在身体和认知训练的研究上。身心运动是指同时锻炼身体和意识的运动，兼有身体训练和认知训练的优点，较单一的训练方式能产生更佳的身心健康效益。有专家就八段锦运动对老年人执行控制功能展开了研究。结果表明八段锦运动是一种有效的抗衰老运动，有利于调节情绪认知能力和改善老年人的执行控制功能，是非常适合老年人的一种运动方式。同时相关人员基于太极拳和八段锦运动对老年人额叶静息状态低频波动进行研究，实验组接受为期 12 周的运动干预（每天 1 小时，每周 5 天），同时对照组接受基本的健康教育。研究结果表明，太极拳使慢 -5 和低频段前额叶背外侧皮层（DLPFC）的波动幅值增加；八段锦使慢 -5 和低频段内侧 PFC（前额皮层）的波动幅值增加。这一变化与记忆功能的改善呈正相关。

身心运动延缓认知老化的观点已经得到证实，但身心运动作为兼备身体和认知训练的干预方式，较单一的运动方式会产生怎样不同的干预效果仍然处在探索阶段。一项研究通过对老年人进行 12 个月的不同方式运动干预，比较有氧运动和身心运动产生的不同干预效果。结果表明有氧运动和身心运动都延缓了老年人执行功能的衰退，但只有身心运动对认知加工速度产生了有益影响。另一项研究也证明了类似的观点，该研究将身心运动（舞蹈）与将有氧和力量结合的体能训练进行比较，结果发现两组被试者在大脑测量方面均有改善，身心运动和体能训练都能导致海马体体积增加，进一步分析发现身心运动可促进更多的海马体体积增加。有研究测量了太极拳（身心运动）与健走（一般体育锻炼）两项运动对认知老化的影响，也报告了类似的结果。

身心运动注重身心协调，是现阶段老年人重要的锻炼方式。并且该运动还包括训练注意的持久性、稳定性、转移和分配，学习和记忆新的动作技能，在练习中伴随着特定的认知需求，这可帮助训练老年人的工作记忆、认知灵活性和执行功能。以太极拳为代表的身心运动，其中的冥想和放松活动可减少焦虑和抑郁，这可能也是延缓老年人认知衰退的重要途径。

4. 开放性、闭锁性运动

根据执行运动技能中环境线索的可预测性，可将运动技能分为闭锁性和开放性两类。开放性运动技能的操作环境是不断变化、不可预测的，如篮球、乒乓球运动等；闭锁性运动技能的环境线索是稳定的、可预测的，如慢跑、打保龄球等。有研究指出，对于操作环境变化的复杂运动技能如开放性运动技能，可产生内隐认知和外显认知的联合效果，获得更好的认知收益。开放性、闭锁性运动作为新颖的运动分类，对老年群体会产生怎样的认知干预效果一直备受关注。有专家通过整理开放性、闭锁性运动对不同人群的认知功能影响的研究表明，开放性运动较闭锁性运动，在改善认知功能方面发挥更大的作用。此外，有人员也证明了开放性运动对改善老年人的注意抑制功能具有更好的效果。在此基础上，其还探索了开放性、闭锁性运动对老年人执行功能不同层面的影响，对两组实验者分别进行为期 6 个月的开放性和闭锁性运动干预，结果表明两组实验者由不同的运动干预方式引起的神经认知变化影响老年人的任务转换和工作记忆功能，开放性运动有效地促进了认知灵活性，而闭锁性运动则在工作记忆方面产生了更好的干预效果。同时，通过对开放性运动和闭锁性运动的研究，证明了开放性运动对老年人视听觉感知和记忆功能有直接的益处，而闭锁性运动仅限于记忆方面的改善；开放性运动较闭锁性运动和对照组在延缓老年人认知灵活性上具有更好的干预效果。开放性运动可能是老年人保持或增强认知功能的最合适的锻炼方式。开放性、闭锁性运动对认知老化的影响说法不一，两种形式的运动在延缓认知老化的不同层面具有各自不同的优势，使探索开放性、闭锁性运动对认知老化的研究成为当前研究的热点之一。

（三）运动建议

1. 不同阶段的运动目标

（1）40 岁左右时的健康目标：减少肌肉骨骼疾病的发生。随着年龄的增长会出现肌肉减少、肌肉力量减弱。从 40 岁左右开始，肌肉以每年 1 %~3 % 的速度丢失，从而使肌肉功能降低，导致不必要的体重增加，引起与下背部疼痛和其他肌肉骨骼异常相关的肌肉失衡。

研究发现，衰老过程中肌肉减少可能是缺乏锻炼的结果。坚持体育锻炼的人随着年龄增长，肌力不会出现明显下降，总肌肉质量损失也相对较少。在防止肌肉萎缩的“斗争”中，运动是必不可少的。

（2）50 岁左右时的健康目标：通过运动来保持绝经期的最佳健康状态。心血管疾病是导致死亡和残疾的主要原因，绝经后女性患心脏病和其他疾病发作的风险急剧增加，这可能与雌激素水平下降有关，也与更年期后运动量减少有关，因此运动有助于缓解更年期症状，保持积极的生活方式以帮助妇女保持更年期的最佳健康状态，预防心血管疾病和骨质疏松等疾病的发生。

（3）60 岁左右时的健康目标：维持活动能力与身体平衡能力，防止跌倒。随着年龄的增长，维持身体平衡的能力减弱，同时反应变慢，反应时间变长，容易跌倒。65 岁以上的老年人中，每年有 1/4 会发生跌倒，女性比男性更容易发生。因此 65 岁以上的人应增加平衡训练，以降低跌倒风险。

（4）70 岁以后的健康目标：保持健康。对于七八十岁的人来说，运动有助于减轻身体功能的衰退。坚持身体活动、保持积极的生活方式是延缓身体功能衰退的有效手段。

2. 运动方式

运动不仅可以锻炼肌肉和骨骼、促进血液循环、燃烧脂肪和增强平衡感，还可以通过释放内啡肽使情绪得到改善，愉悦身心。下面推荐一些运动方式，老年人可以根据自身情况选择适合的运动。

（1）深蹲：是一种多功能运动，能锻炼股四头肌、臀大肌和下背部肌肉。改善平衡感，提高灵活性和独立生活能力。

（2）平板支撑：增强核心力量，增强下背、臀大肌、肩膀和手臂力量。同时有利于保持姿势和平衡。

（3）仰卧起坐：针对腹部肌肉。在坐姿时，保持挺胸收腹的姿势，锻炼腹部肌肉。坐在椅子的边缘，向后靠，让肩胛骨接触到椅子的顶部。双膝向胸部抬起，同时肩膀和头部向膝部下移，以起到腹部运动的效果。

（4）臀部桥：躺在地板上，面朝上，膝盖弯曲，指向天花板。挤压臀大肌，抬高臀部，在肩膀和膝盖之间形成一条直线。这项锻炼主要针对臀大肌和腹背部肌肉。抬臀时尽量把臀大肌挤在一起，数到 10，然后再放松并重复。

（5）踮起小腿扩展：适用于几乎所有的位置，提起脚掌，以加强小腿肌肉和改善平衡，或者用单腿的方式将一条腿抬离地面。保持数到 10，然后再放下，重复。闭上眼会增加平衡的挑战。

（6）跳绳：可以增加小腿肌肉的弹性，从而降低小腿受伤的风险；可以提高身体协调性，跳绳时稳定的节奏有助于提高眼、脚和手的协调能力；可以改善大脑、手腕和小腿肌肉之间的神经系统交流。反过来有助于提高整体认知功能；可以提高心率，并增强心肺功能。

（7）劈腿跳跃：有助于增强小腿肌肉和软组织的力量。

①热身：跳 8~10 次，休息 30 秒，每次做两组。

②劈腿跳跃：开始时右脚向前，左脚向后。跳跃落地前左脚向前，右脚向后。

③从宽到窄的跳跃：双脚向外跳，与肩同宽，然后直接在臀部下方落地。

④内外旋跳：跳起来，落地时右脚向 2 点方向旋转，左脚向 10 点方向旋转。跳起来时，旋转双脚指向 12 点方向。为了保护膝盖，不要过度旋转脚，并确保膝盖稍微弯曲着地。

⑤单腿跳跃：计时 1 分钟，每条腿 30 秒。休息 15~30 秒（注：以 30 秒开始；当健康状况改善时，减少休息时间，完成 5 分钟，每条腿 2.5 分钟）。

⑥分腿跳跃：开始时右脚向前；在空中时左脚向前，跳跃时两脚交替。跳 1 分钟，然后休息 30 秒。当变得更健康时，把运动时间增加到 90 秒，把休息时间减少到 15 秒。完成 4~6 组时间间隔。

⑦原地跑动：右脚和左脚交替，跳跃 60 秒，前进 90 秒。同样，休息时间从 30 秒开始，随着健康水平的提高，减少到 15 秒。为了增加强度，可以进行 10 秒的间隔，在快步和慢步之间交替进行（冲刺 10 秒，慢步和稳定步 10 秒）。完成 4~6 组时间间隔。

⑧跳绳：采用传统的跳绳形式，双脚起跳和落地。先跳 30 秒，然后休息 15 秒。每 2 分钟增加 15 秒。休息 30 秒，然后再回到 30 秒。

⑨小腿伸展：靠在墙上，右腿伸直；双手放在墙上，右脚跟压向地板，同时

保持膝盖充分伸展；保持这个姿势 30~45 秒，每边重复 2~3 次。

⑩伸展股四头肌：右侧躺下，左手握住左脚背，左腿抬起尽可能远离右腿。保持 30 秒，然后切换。

（8）高强度间歇训练（HIIT）：会给身体带来巨大压力，适合体质较好的中青年人。通过运动来增加身体对氧气的需求，从而增加运动期间和运动后的总热量消耗。无论是在运动间歇期还是恢复期，都需要大量的氧气来支持肌肉的短时高强度运动，燃烧大量身体脂肪。

团体健身项目以 30 分钟的 HIIT 为特色，能够在更短的时间内完成更多的运动，并获得大量的健康益处。

运动强度可以用一个可感知的运动强度等级来衡量，1 是低强度，10 是能忍受的最高强度。为了达到最大的益处，HIIT 应该以 8 或更高的水平进行，持续 30 秒或更短（或达到呼吸困难的程度）。恢复间隔时间应与运动间隔时间一样长或稍长（或直到呼吸急促，但在控制之下）。有效的锻炼应该有 5~7 分钟的热身来提高心率，20~60 分钟有强度的锻炼，4~6 分钟的冷却时间，促进身体恢复。

建议每周进行 HIIT2~3 次，每次运动间隔至少 48 小时，以充分补充能量储备和修复受损肌肉组织。在 HIIT 后的第二天仍然可以进行锻炼，但应该是低强度到中等强度的活动，并使用与高强度锻炼不同的肌肉群或运动模式。

（四）过度运动的风险

运动锻炼对于提高生理功能和心理健康水平具有诸多好处，但也可能给人带来身体和心理上的风险。例如，可能由于训练过度导致身体损伤，也可能由于过度疲劳产生负面情绪，甚至抑郁，还有一些人可能因运动成瘾带来负面影响。

1. 运动依赖或强迫性运动

有些人因痴迷运动，影响到工作和生活，甚至在生病或受伤时仍然不能停下来，以致造成身体的伤害，通常称为运动依赖，或运动成瘾、强迫性运动。运动依赖表现为过度运动、耐受性、依赖性和戒断症状。大多数人是为了更好地生活而将运动锻炼融入自己的工作和生活中，而有些人则不断地从运动带来的成就感和愉悦感中得到激励，以至于可以耐受超量运动（极限状态）下的身体不适，持续不断地增加自己的运动量，而且具有依赖性，一旦不运动便出现戒断反应，如浑身不适、坐立不安、抑郁和焦虑等。

运动依赖与其他类型的成瘾行为一样存在一定的危害性。

强迫性运动有点类似自残行为，即使过度运动已使身体受损，还会继续忍受甚至否认身体不适或疼痛。他们表现出极高的自我期待，专注于自己的内在体验，这些人可能同时表现出其他心理问题，如进食障碍、偏执等。他们会因为运动忽视人际关系，减少工作时间和与家人相处的时间。

2. 运动伤害

经常运动的人常认为受轻伤和疼痛是运动过程不可避免的，但应尽量避免伤害；而不经常运动的人突然开始运动时通常会产生更多的运动损伤和身体不适。

最常见的伤害是肌肉和骨骼的损伤，气候条件、环境污染也可能是危险因素。寒冷或大风天气对于运动锻炼的老年人来说也存在较大的危险。因此寒冷天气需要做好防护工作，穿上多层透气（吸汗）的衣服，戴上手套、帽子或口罩，预防局部冻伤和意外事故的发生。

3. 运动性猝死

运动中猝死的案例也比较常见，如马拉松比赛中常会发生运动员在赛跑过程中倒地死亡的情况，有心血管疾病的中老年人发生运动性猝死的风险较高。

运动中猝死的情况可能发生在中老年，也可能发生在青壮年，如患有先天性心脏病或心律失常的人可能在运动中猝死。

运动性猝死的风险虽然存在，但医生仍然要鼓励患有慢性病（心血管疾病）的人参与适量的运动，在医生指导下选择适合自己的运动量和运动方式是目前慢性病管理与康复的一个重要手段。

4. 减少运动伤害

对患有心血管疾病或有心血管疾病风险的中老年人来说，在专业人士指导下进行适度的运动锻炼是必要的，特别是以往久坐不动、刚开始运动的人。另外，使用适宜的运动装备也可以减少运动伤害的机会。选择合适的鞋对于跑步、慢跑、健走的人最为重要，根据气候情况穿戴合适的衣着款式和厚度也很重要，夏季需要预防中暑，冬季需要佩戴帽子，保护头部。在运动过程中出现头晕、心悸等不适症状时应当停下来适当休息，评估一下是否可以继续运动。

四、老年人的睡眠障碍

人的一生中约 1/3 的时间在睡眠中度过，睡眠对生活质量有重要的影响。睡眠障碍在中老年人中很常见，长期的睡眠障碍会严重影响身心健康，加快机体衰老过程和生理功能的减退，也会加快记忆力的衰退，加重认知功能减退。因此睡眠干预在老龄化预防中极为重要。

（一）老龄期常见的睡眠障碍

1. 失眠症

很多人经常熬夜到很晚或起得很早，长期处于睡眠不足的状态。睡眠不足会导致健康问题，增加肥胖、糖尿病和心血管疾病的风险。

失眠症是最常见的睡眠障碍，其主要临床表现为入睡和睡眠维持困难、睡眠表浅易醒、早醒及醒后难以再次入睡、睡后感觉不满意或者缺失睡眠感，并伴有疲劳或全身不适，注意力不集中或记忆力下降，社交功能损害，情绪易激动或烦躁，精力和体力下降等日间功能损害。根据病程长短，若睡眠问题每周至少发生 3 次，至少持续 3 个月，为慢性失眠；若睡眠问题持续 1~3 个月，为急性失眠。

老年人中常见入睡困难或夜间醒来后难以再入睡的情况，导致睡眠不足，常感到困倦和无力。患有失眠症的人往往伴随其他的健康问题，如更年期女性雌激素水平剧烈下降，导致更年期综合征而出现失眠，大多数睡觉时打鼾的人，会出现睡眠窒息现象，当睡眠窒息者血液中二氧化碳的水平过高时，兴奋神经元感受器苏醒，通过呼吸使血液中的氧气含量又回升到正常状态时可再次入睡，这种状况可循环反复出现。严重者需要通过外科手术矫正，或借助辅助装置来保证呼吸道通畅以缓解症状。

有些老年人常跟医师诉说自己睡得非常少，实际上可能睡眠时间并不少，而是由于睡眠中断、睡眠质量不好而感到疲乏。很多人会借助催眠药入睡，好的催眠药不仅可以帮助快速入睡，睡醒后还可以让人的精神和体力得到更好的恢复。事实上，有些人长期睡眠不良却坚持抵制助眠药物，主要是担心对药物产生依赖，或者睡醒后精神不佳。所以有必要尽快研发副作用少、帮助入睡快并且不影响第二天精神状态的助眠药物。

2. 嗜睡症

嗜睡症包括发作性睡病，其主要临床表现为：即使患者晚间睡了 7 个多小时，仍有白天睡眠过多或睡眠发作，难以维持完全觉醒，可能出现突然倒地入睡、睡眠肢体瘫痪、入睡前幻觉、觉醒前幻觉等附加症状，患者常为此感到痛苦或者影响其社会功能，且这种情况并非由于睡眠不足、药物、酒精、躯体疾病所致，也并非是某种精神障碍（如神经衰弱、抑郁等）临床症状的一部分。

遗传学研究显示，嗜睡症与人 6 号染色体上的一个基因有关，但也受到环境因素的影响。嗜睡症的原因与特定基因的突变有关，其基因产物是一种缩氨酸神经递质（促食欲素或称下丘脑泌素）的感受器。促食欲素在控制进食和新陈代谢方面起作用。

3. 快速眼动睡眠行为障碍

快速眼动睡眠伴随着身体瘫痪。尽管在快速眼动睡眠期间运动皮质和皮质下的运动系统极其活跃，但人们在这时不能动弹（快速眼动睡眠期间看到的偶尔抽搐是没有完全受到压抑的运动神经元激烈活动的明显标志）。人们做梦时处于瘫痪状态的事实表明，如果不是因为瘫痪状态，人可能会把梦的内容付诸行动。

4. 睡眠呼吸障碍

睡眠呼吸暂停综合征（SAS）是老年人常见的睡眠呼吸障碍，占睡眠疾病的 70 %，随年龄增长发病率增加。50 岁以上人群中睡眠后可能发生呼吸障碍，如睡眠呼吸暂停、夜间吸气性呼吸困难或夜间阵发性呼吸困难。

（二）老年人睡眠障碍特点

1. 性别差异

随着年龄增长，男女之间睡眠障碍的发生率差异变得明显，老年女性睡眠障碍的发生率普遍高于老年男性。女性对睡眠障碍有更高的易感性，其失眠程度与体内激素的变化有关，绝经期女性激素与心理变化对睡眠有重大影响。

2. 睡眠结构改变

快速眼动睡眠随年龄增长而减少，非快速眼动睡眠比例增加，并且在 60 岁之前以每 10 年 2 % 的速度增长。年龄在 65 岁左右的老年人中快速眼动睡眠约占整个睡眠时间的 10 % 以下，到 75 岁左右快速眼动睡眠基本消失。

3. 昼夜节律变化

随着年龄的增长，内源性睡眠调节物褪黑素逐渐减少，能够增加夜间觉醒次数及日间嗜睡程度，导致老年人实际睡眠时间与卧床时间比值降低，睡眠效率下降，同时可能增加生理睡眠节律紊乱的发生。

4. 睡眠周期变化

老年人睡眠周期的变化要归因于生理节律相位的变化，相位提前在老年人中是相当普遍的，生理节律的前移被认为是核心体温变化的结果，会引起老年人早睡早起。

5. 易受身心疾病影响

（1）神经精神疾病，如脑血管疾病、周期性肢体运动障碍、夜间肌痉挛、阿尔茨海默病、谵妄、帕金森病、抑郁症、睡眠呼吸暂停综合征及心理、生理性失眠等。

（2）躯体疾病：①疼痛，如类风湿关节炎、腰椎间盘突出、骨骼肌疼痛及其他疼痛情况；②心血管疾病，如心力衰竭、心悸、夜间型心绞痛；③呼吸系统疾病，如慢性阻塞性肺疾病、过敏性鼻炎（鼻塞）；④消化系统疾病，如胃食管反流病、消化性溃疡、便秘、腹泻和肛门瘙痒；⑤泌尿系统疾病，如尿频、尿潴留、膀胱排空不完全、尿失禁；⑥中枢神经系统疾病，如脑卒中、帕金森病、阿尔茨海默病和癫痫；⑦其他还有瘙痒、妇女绝经后的潮热等症状。

（3）药物因素（如催眠药、兴奋剂、激素、喹诺酮类抗生素、中枢性降压药）可致老年人睡眠障碍。

第二章　老年人体育健身相关理论知识

寿命的延长，国民全生命周期、全生命质量的健康追求是现阶段老龄化社会亟待解决的时代课题，老年人的体育健身事业越来越重要，本章就从老年人体育健身的相关理论知识入手，介绍了老年体育学的定义、性质及任务，老年人体育的基础知识，老年人体育运动风险与医务监督和老年人的体育运动健康服务。

第一节　老年体育学概述

一、老年体育学的定义

老年体育学包括对老年体育基础理论、老年体育法规政策、老年体育组织、老年体育场所、老年体育运动项目、老年体育竞赛、表演培训等诸多内容的研究，是社会各界、广大老年人体育理论与实践活动的总称。根据《中华人民共和国体育法》[①]的规定，中国体育可划分为竞技体育、社会体育、学校体育三部分，而老年体育是社会体育中的一个重要组成部分。老年体育学正是研究老年体育运动内在规律，指导老年人科学利用体育的手段，促进身心健康，达到延年益寿的一门新兴学科，是20世纪80年代以来老年体育运动蓬勃发展的实践结晶和理论总结。它作为现代体育的一门新学科，是从老年学、体育学、生理学、心理学、社会学等各学科的基础上发展起来的一门综合性的交叉学科。

二、老年体育学的性质

老年体育是康乐体育，目的是抗衰老，总目标是实现健康的老龄化。科学研究表明，人进入老年以后，身体的形态和功能不可避免地出现衰老，尽管衰老的

① 《中华人民共和国体育法》于1995年8月29日在第八届全国人民代表大会常务委员会第十五次会议上通过.

总趋势是不可逆转的，但每个老年阶段，每个个体的衰老速度不是一成不变的，是可变的。每个个体衰老速度除受遗传因素影响外，还与营养、心情、运动等因素相关，这就是老年体育抗衰老的内在根据。健康的老龄化就是要使老年人经过科学文明的体育锻炼，保持老年人与自己年龄阶段相适应的健康状况，把卧床不起和不能自理压缩到人生尽可能短的时间之内。有人提出，老年体育的最高理想是使每个老年人达到无疾而终。

老年体育的康乐性质决定了选择开展的各项老年体育项目、各类比赛、表演、培训活动等必须既符合老年人的心理和生理特点，又能满足老年人增强体质、愉悦身心的基本要求。任何影响老年人康乐的因素都应力争排除或降到最低。

三、老年体育学的任务

老年体育学的任务是运用现代科学理论继承和发扬中华传统养生文化的精华，研究老年体育运动的内容和形式。根据老年人的生理、心理特点指导老年人参加适宜的体育活动，指导患病老年人选择适宜的体育锻炼项目，分析老年体育组织的情况以及运作规律等，从中找出推动老年人体育活动发展的内在规律和运作机制，以指导广大老年人科学文明地参加健身活动，促进老年体育事业健康持久地发展。

第二节　老年人体育的基础知识

一、体育运动对老年人的生活价值

（一）运动有益于老年人的生理健康

运动使机体处于平衡状态，对机体各系统都有促进作用，从而预防身心疾病的发生。

1. 呼吸系统

经常参加体育运动，可使新陈代谢旺盛，心肺功能得到增强；能提高缺氧耐受力使呼吸深度增加，对呼吸系统疾病有预防和治疗的作用。

2. 消化系统

经常参加体育锻炼，一方面可以对肝及肠胃等器官起到一种类似按摩的作用，有效地防止内脏下垂和便秘等疾病的发生。另一方面，可促进和改善这些器官自身血液循环。由于血液供应充分，新陈代谢加强使肝和肠胃等消化器官的功能得到增强，有利于器官病变的康复。

3. 心血管系统

坚持长期的体育运动，能改善心血管系统的功能，防治心血管系统的疾病，这已被世界各国医学界所公认。坚持体育锻炼不仅能增强心脏的功能而且对心血管系统疾病，如冠心病、心肌梗死、高血压病、低血压、动脉硬化症等能起到很好的防治作用。

4. 神经系统

人体的各种行为都受神经系统控制，经常参加体育运动，可使神经系统的兴奋性和灵活性得到提高，从而提高大脑神经细胞的工作能力，使人的反应加快，动作更加灵活迅速、准确协调，还能预防因功能性神经衰弱等神经系统功能障碍引起的种种疾病。

（二）运动能改善老年人的心理健康

研究已经证明，有氧锻炼可以改善心理状态，缓解抑郁、焦虑状态，提高自尊和认知能力。许多研究认为，与不锻炼者相比，运动者陷入抑郁和焦虑的风险更低。对于那些抑郁和焦虑患者来说，运动是一种良好的治疗方法。参加健身运动能够增强老年人的幸福感。

另外，一些研究者已经观察到参加健身运动老年人的心理健康水平得到了提高。

（三）体育运动能提高生活质量

生活质量涵盖了人类生活的各个方面，是指人们对物质与精神文化需求的满意程度。

近年来我国的社会生产力迅速发展，物资供应丰富，生活水平大幅度提高，满足了人们对生活质量的追求，但“文明病”开始出现。“文明病”之所以成为现代社会的常见病、多发病和高发病，主要原因之一是膳食结构的不合理和缺乏运动。在“文明病”出现的同时，人们对自身的生活方式和生活质量标准进行着反思和检讨，充分认识到健康对人类进步和发展的重要意义，对健康在提高生活质量中的地位和作用有了清醒的认识，健康已成为现代社会最关注的问题。

二、老年人体育锻炼的特征

（一）人口特征

（1）参与体育锻炼的老年女性多于老年男性。

（2）世界卫生组织最近提出了新的年龄划分方法：60~74 岁为年轻老年人或准老年人，75~89 岁为老年人，90 岁以上为长寿老人。老年人体育锻炼者在年龄方面趋向低龄化，表现为年轻老年人较多。

（3）参与体育锻炼的老年人学历特征整体体现出两头低中间高的现象，参与体育锻炼的老年人大多表现为中等学历者。这些老年人出生在 19 世纪 60 年代以前（1939—1959 年），他们中大部分接受了教育全民化阶段平等化教育的初级教育，但由于历史变动，高考制取消，他们中的很多人继续受教育的机会受到了阻碍，1977 年恢复高考，只有部分人能继续接受教育的机会，继续学习。因此，他们这个年龄段的人来说，初中以上就属于接受过较高学历的人。有关研究证实了文化程度越高的老年人对体育锻炼的功能认知越深刻，从而也能更加主动地参与体育锻炼。

（4）由于老年人人生角色发生了很大的变化。生活节奏也会发生很大的转变，这会使他们产生不同程度的心理落差，社会的被需要感降低，孤独感由此而生。因此老年人需要切换一种生活方式，参加体育锻炼不仅能增强身体素质，而且增强社会的存在感。在体育锻炼过程中，扩大了原来的生活圈，降低了老年人无职业休闲状态与之前的落差。

（5）在健康状况和疾病应对方面，老年人在面对疾病时的第一选择是药物治疗，饮食控制作为第二选择，运动疗法作为第三选择。在老年人现有的认知中，对运动是良医的认识还很浅，因而在面对疾病时很难第一反应是运动治疗。在疾病治疗时，特别是在慢性病治疗过程中，治疗是一个漫长的过程，单靠药物治疗效果微弱而且会给家庭带来巨大的经济压力，也会给老年人增加很大的心理负担。然而运动疗法作为一种“绿色”治疗方式，与医药治疗相结合会使老年人的疾病控制或者治疗获得事半功倍的效果。

（二）基本特征

1. 价值观特征

（1）老年人对体育锻炼的态度

体育锻炼在多数老年人生活中都有着重要的地位。当然在这些锻炼的老年人中，仍然有少部分人认为体育锻炼扮演着不太重要的角色，对体育锻炼的态度在不同年龄段的差距较小。

（2）老年人对体育锻炼功能的认知

认知，指通过心理活动形成对某事物的概念、知觉、判断等过程。它对人的行为具有支配作用。老年人对体育锻炼的认知在一定程度上反映了他们对于体育的价值观。

大部分老年人认同体育锻炼的作用是保持和增进健康，或者是丰富老年人生活、预防慢性疾病、增进社会交往。体育锻炼在未病预防方面的作用越来越受到老年人的重视。即在健身健美、娱乐、社会交往与未病防治中，健康与娱乐在老年人的价值观中占主流，但是只有少数人认知到体育锻炼在治疗疾病与疾病的康复中的作用。在打发时间、能经常与朋友交流两个方面上男性与女性的选择存在显著性差异，在打发时间方面，男性老年人明显高于女性老年人，这还是受中国传统男主外女主内的思想影响，女性不管从事什么行业都或多或少地要承担家庭主妇的角色，即使到了退休，男性也不用操心家庭事务的管理，这就在很大程度上使得男性老年人比女性老年人的休闲时间要多，这样男性老年人需要通过体育活动来打发时间。在能经常与朋友交流选项上，女性老年人明显多于男性老年人。这可能是由于女性老年人更希望通过体育锻炼的机会丰富自己的生活，加强与他人的沟通。

2. 动机特征

老年人体育锻炼的动机各不相同，锻炼动机呈现出多样性，但是强身健体、促进身体健康是多数人共同的锻炼动机。另外，有一部分老年人在体育锻炼中是没有目的的，这不利于老年人长期坚持体育锻炼。

老年人体育锻炼动机在性别上整体差异很小，差异主要表现在男性更注重强身健体，而女性更倾向于愉悦心情。在年龄方面，强身健体在每个年龄段的选择都是大多数，这也表现了人们对体育锻炼的一贯价值评价。体育锻炼在许多慢性病康复中的作用已经得到证实，而且老年群体却又是各种慢性病侵扰的对象。由此使老年人了解体育锻炼在疾病康复、慢病预防中的相关知识与方法，让他们明白体育锻炼的多重价值功能，以形成老年人体育锻炼的多重动机显得很重要。

3. 体育项目选择特征

当前，体育运动项目越来越丰富，体育项目既存在着一定的共性，同时也存在着每一个体育项目所独有的特性。老年锻炼者大多存在职业、年龄、身体素质以及性别上的差异，因此，其进行运动的目的也和大多数年轻人不同，这就导致了老年群体在进行体育项目选择时出现了一定的选择倾向，老年群体在进行体育项目选择时具有一定的同中求异的特征。

男性老年人在太极拳（剑）的项目上参与度最高，太极拳或太极剑作为一种慢节奏的运动，与老年人逐渐退行性变化的身心特点相符，在太极的慢运动过程中既能手脚并用、心神合一，又能保持适当的运动量，促进身体的健康，预防老年痴呆症等慢性疾病的发生。女性老年人参与的项目以散步与舞蹈类项目为主，其次是太极拳（剑）项目。不管是男性还是女性老年人参与的项目都以慢运动为主。但是不同项目的老年人在不同项目的选择上是有差异的，在中国象棋、健身气功、跑步项目上，男性老年人与女性老年人的选择具有显著性差异，男性老年人的选择都多于女性老年人。在舞蹈类项目上男女同样存在显著性差异，女性选择明显多于男性。除太极拳或太极剑项目外，老年人在其他体育锻炼项目的选择上也呈现出显著性差异。年轻老年人选择相比老年人的选择项目要丰富，节奏要欢快一点。如60多岁的老年人选择健步走和舞蹈类的占多数，也表现了此时的他们精力较为充沛，锻炼项目表现为欢快性。80岁以上的老年人则主要以慢节奏的散步为主，同时也会把太极拳作为主要选择的对象。

三、老年人体育锻炼的获得感

（一）影响老年人体育锻炼获得感的原因

1. 主观因素

绝大多数的老年人在参加体育锻炼活动时，基本上都是刚来就开始进行体育锻炼，一旦锻炼结束就离开走人，这在一定程度上反映参加体育锻炼老年人的体育锻炼价值观、体育锻炼方式、体育锻炼知识等方面存在一定的问题。具体地说就是他们对体育锻炼缺乏科学理论，对于体育锻炼量存在一定的理解偏差，对准备热身活动重视程度不够，对体育锻炼过程中需要注意的事项不清楚，对体育锻炼活动中受伤的处理不知所措。

（1）空闲时间被占用

老年人在下岗或离退休以后，闲暇时间随之增多，生活精力也得以从工作中释放出来，参加体育锻炼的时间非常充裕。然而在对兰州市城关区参加体育锻炼老年人进行调查后得知，大多数老年人虽未与子女同住，但他们之间的相对距离并不是特别远，很多老年人周内需要到子女这边对孙子孙女进行相应的照顾，因为大多数老年人的子女都有工作，生活压力大，事业与家庭无法做到平衡，只能让家里的老年人相应的帮忙照看，这样一来老年人在下岗或离退休以后就成了子女家里的家务承担者，尤其是女性老年人，在这方面的付出时间更多，做不到时时刻刻能参加体育锻炼，一定程度上会影响老年人体育锻炼的兴趣。

（2）体育锻炼的风险认识不足

老年人参加体育锻炼活动的场所因人而异，整体来说比较分散，与之相对应的老年人体育锻炼监督难以实现，做不到照顾所有参加体育锻炼的老年人。在这种体育锻炼监督资源不足的情况下，老年人参加体育锻炼活动存在一些潜在的风险，比如发生意外导致老年人骨折，老年人体育锻炼量过大导致的头晕眼花，等等，这些潜在的体育锻炼风险一旦对老年人的身体健康产生一定的损伤，势必会引起部分老年人及其子女对体育锻炼活动的排斥。

2. 客观因素

（1）体育场地设施供给不足

体育锻炼场地是老年人开展体育锻炼活动的前提和基础，一个良好的体育锻炼场地对于体育锻炼活动的开展具有重大的影响。随着全民健身运动不断开展，近年来对于体育场地设施的需求量不断上升，但体育锻炼场地的建设仍无法满足现有的需求。

（2）体育团体组织不规范

老年人参加体育锻炼的团体组织有民间和社区之分，这两种类型的体育团体组织都或多或少地存在着五花八门的问题，如管理人员的整体业务水平达不到要求，体育锻炼活动的经费存在争议，等等，这些问题很大程度上限制了体育团体组织以及团内成员的发展。

（3）社会体育指导员不作为

社会体育指导员能在老年人参加体育锻炼的过程中给予其科学的指导，帮助老年人养成科学的体育锻炼方式，为老年人的身心健康保驾护航，有利于老年人养成良好的锻炼习惯。老年人在参加体育锻炼活动中，大多数都是自行锻炼，没有专业的社会体育指导员对他们进行科学指导，有些老年人甚至根本不知道还有社会体育指导员的存在。

（二）促进老年人体育锻炼获得感的措施

1. 积极发挥政府主导作用、大力宣传老年人体育

首先，政府及相关职能部门应全面落实国家制定的有关老年人体育的相关政策方针，认真做好对老年人体育锻炼的宣讲工作，提高老年人对体育的认识，引

导老年人树立正确的体育观，使老年人认识到体育锻炼对其个人乃至家庭产生的积极影响。

其次，政府及相关职能部门应加强对老年人体育组织的管理与建设，积极调动各方力量参与到老年人体育事业中，发挥好老年人体育组织的纽带作用。老年人体育组织应发挥好纽带作用，引导更多老年人加入体育锻炼。

最后，政府及相关职能部门应多倾听老年人的心声，不断满足老年人日益增长的体育锻炼需求，不断完善体育锻炼设施，多开展形式多样的老年人集体活动，形成具有特色的服务与管理体系。

2. 规范社会体育指导员行为，完善相关体育服务体系

首先，体育行政部门应定期在社区举办相关体育锻炼理论知识讲座，以讲座的形式向老年人传输正确的体育锻炼方法，避免错误的锻炼方式。其次，老年人在参加体育锻炼活动时应有专门的社会体育指导员进行配套的指导服务，社会体育指导员应认真履行相应的职责，积极主动地投入老年人体育事业，同时，还要从法律制度上去规范社会体育指导员的行为，防止不作为现象。最后，体育行政部门应加强对体育锻炼场所的规划管理以及建设维护，满足老年人日常锻炼的需求，同时应建立老年人的体育锻炼档案及检测体系，方便老年人了解自己的身体状况，科学合理地锻炼。

3. 引导老年人科学合理锻炼，稳步提升老年人体育锻炼获得感

首先，老年人在参加体育锻炼活动时应选择适合自己的运动强度，选择强度过大的体育锻炼活动会超出身体本身所能承受的强度范围，选择强度过小的体育锻炼活动会因体育锻炼量过小而起不到应有的锻炼效果，因此选择适合自己的运动强度就显得尤为重要。其次，老年人应科学合理地参加体育锻炼，参加体育锻炼的频率控制在每周 3 到 4 次，每次参加体育锻炼的持续时间在 30 分钟到 60 分钟最好。最后，老年人在参加体育锻炼活动前应学习有关体育锻炼保护的有关措施，如在体育锻炼过程中出现不良反应，应及时停止，以免对自身健康产生损害。

四、我国老年人体育发展现状

（一）体育健身知识

随着我国经济的飞速发展，我国人民生活水平也在不断提高，人们越来越关注自己的健康以及精神上的需求，老年人这一群体也不例外，老年人正处于一种休闲放松的生活状态，对于追求精神方面的享受高于其他年龄阶段的群体。老年

人普遍具有锻炼的意识，这是老年人群体的特点所决定的。根据查阅近几年的相关资料，大部分老年人为了提高身体素质以及增进健康而有意识地去参加体育锻炼是在众多因素里所占比例最大的，这是由老年人的生活情况所决定的：老年人空闲时间多，有很大的精力以及时间去参加体育锻炼；加上年龄的增加，老年人深知身体健康的重要性，所以会选择参加体育运动；大多数老年人都会有通过参与体育运动来达到减少疾病出现的愿望。其次就是老年人从工作岗位退下来或者不去参加工作，再加上子女为了工作，几乎没有时间去陪伴父母，这使得老年人对这种生活节奏变得不适应，难免会觉得无聊，从而产生孤独和失落的情绪，参与体育运动正好增进了老年人的交往、满足了老年人的需求，经常参加体育活动，会让众多老年人结识到一些朋友，而这些朋友会有一些共同的话题，从而达到情感的沟通和精神的交流，会使老年人有一种新的团体归属感。

总的来说，国家经济快速发展，我国人民生活水平大大提高，人们更多地关注自己的健康和精神方面的追求，决定了老年人具有进行体育锻炼的意愿；在个人因素上，老年人无聊、枯燥无味的生活特点决定了老年人具有参加体育锻炼的意识。

全民健身调查数据研究我国老年体育现状时显示，我国老年人文化水平在初中（含初中）以下所占比例为 85.5 %，而高中（含中专）以上学历的老年人所占比例仅为 14.5 %。调查数据显示，我国老年人的文化水平在小学及以下的占比为 62.14 %，初中为 23.35 %。这种现象是由我国国情所决定的，由于在此阶段的老年人都出生于中华人民共和国成立初期，当时我国经济相对落后，教育水平也比较低，从而导致现在老年人文化水平较低的现象。即使在学历水平较高的人群里，对体育认识比较深刻的人数也较少，经过查阅的大量资料以及专家访谈情况来看，我国大多数城市的老年人参与锻炼的意识强烈，但是基本上除慢跑、快走以及简单的活动外，他们不清楚自己应该练什么以及如何去锻炼。通常的体育运动都是随便活动一下或者慢跑、快走一段路程便草草了事，对体育的兴趣以及参加体育的积极性没有得到提高。因此，还有一些老年人不知道自己适合什么运动项目或者不知道怎样去进行体育锻炼而放弃参与体育运动。相关专家的调查结果显示，上海市老年人希望社区能组织开展一些适合老年人因为进行集体锻炼的运动项目，并由专业人士进行指导，从而确保老年人锻炼的有效性以及安全性。即便是经济水平较高的上海，在老年人锻炼内容以及专业人士指导方面也存在一定的空缺与不足。一是我国老年人的受教育水平普遍较低；二是缺少适合老年人进行集体锻炼的运动项目以及缺少专业人员对老年人进行体育指导。

由于我国人民生活水平不断提高，老年人对身体健康以及精神需求的迫切希望越来越高；老年人的生活状况也决定了老年人具有较高进行体育锻炼的意识；但是由我国国情决定的老年人的文化水平较低，还有缺少适合老年人进行锻炼的项目以及缺少专业人士对老年人进行体育指导，这些原因都导致了老年人缺乏科学的健身知识及方法。

（二）老年人体育消费

我国已全面进入小康社会，社会生产力逐年提高，人民的生活水平日益提升。当人们的收入能够满足基本生活需求之后，已经有能力拿出一部分资金来满足精神文化的需求，其中用于体育方面的支出，主要是用于购买体育服装和体育运动器材，购买体育期刊、报纸和书刊等实物型消费，用于观看各种体育比赛等所进行的观赏型消费和用于参加各种各样的体育活动、健身训练、体育健康医疗等参与型消费，这些被称为体育消费。

1. 老年人体育消费动机多元化

大部分老年人以强身健体、促进健康、治疗疾病为动机，还有老年人以消遣娱乐、丰富业余生活为动机进行的体育消费为主。从此可知，老年人体育消费是多种动机作用下价值诉求的体现。

2. 老年人体育消费结构低层次

在勤劳节俭习惯的作用下老年人体育消费结构主要在购买体育器材、运动服装鞋帽上，体育消费结构层次较低，仍然以实物型体育消费为主，参与型体育消费和观赏型体育消费发展潜力较大。大部分老年人消费意识停留在传统勤俭节约的观念上，没有超前先进的消费意识，消费意识主导消费行为，从而影响消费结构。

3. 老年人体育消费水平较低

老年人体育消费水平不高，主要在 1 500 元以下。不同性别、不同年龄、不同职业的老年人的体育消费水平各有不同，其中，学历高低和收入多少与消费水平高低成正比关系。

4. 老年人体育满意程度一般

老年人对体育消费商家服务质量、环境服务质量、产品质量满意程度不是很高，如果遇到不满意消费时大部分老年人只会选择抱怨几句，凑合着用；只有少数老年人会通过合理合法途径保护自己的权益，老年人法律维权意识普遍较差。

（三）老年人体育组织形式

有研究者在研究中国老年人体育锻炼状况时表示，我国老年人参与体育锻炼的形式多数是无人组织，占比为 74.60 %，锻炼者自己组织占 22.14 %，政府或社区组织占 2.29 %，民间或企业组织仅占 0.97 %。相关专家在调查京津冀地区老年人参与体育现状时显示，京津冀地区老年人参与体育锻炼主要是自己个人锻炼，三地占比分别为 57.90 %、45.0 %、45.97 %。根据实地访谈调查的老年人锻炼的组织形式，大多数都是自己练习或者和朋友一起练习，与京津冀地区和全民健身数据大致相同。对于我国老年人而言，他们进行体育锻炼显得自发无序，盲目地进行体育锻炼，如果想让更多的老年人参与体育锻炼，需要有专门的机构来引领老年人进行体育锻炼。

纵观现代中国体育，无论是学校体育、军队体育还是竞技体育，都有相应的机构进行协调管理，而老年体育就处在一个比较尴尬的位置，既不属于民政部，也不属于体育局，但似乎又和这些部门有着一定的联系，这样就造成了老年体育组织处于比较混乱的局面。现代比较官方的老年体育组织就是中国老年人体育协会，1983 年 6 月，国务院办公厅下发《国务院办公厅转发国家体育运动委员会关于成立中国老年人体育协会的报告的通知》，中国老年人体育协会正式成立。随后的 3 年里，全国各省、自治区、直辖市以及计划单列市的老年人体育协会（简称“老年体协”）也相继成立。但是老年体协作为一个非营利性的社会组织，它在管理老年体育的同时也存在着许多问题。首先就是制度问题，目前各地对老年体协机构的性质、功能、管理等一些方面还有一些差异。29.6 % 的省（区、市）老年体协的机构性质是事业单位，70.4 % 的是社会团体。而在老年体协的工作人员大多数都没有定编，有 51.7 % 的省（区、市）老年体协没有定编人员，其他省份就算有也只是极少数人有着在编的情况，致使老年体协在管理人才方面存在一定的问题，很难达到组织化管理的理想效果。老年体协并不符合社团法人治理结构的正常运作，存在有效性不足等一些问题，很难有效回应老年群体的体育需求。然后是老年人体育协会整体发展水平不高，相关调查表明，大部分的老年体协都将经费不足作为制约老年体协发展的第一要素，没有经费或缺少经费一直制约着工作的展开和组织的发展。各个社区组织老年人进行体育锻炼的情况发展良好，但是由于老龄人数量较大，社区组织者也无法顾及每一位老年人，导致了老年人进行体育锻炼缺少一定的组织和引导。

总体而言，在老年人体育事业的发展当中，老年人体育协会以及地方各级老年人体育协会都发挥着不可或缺的作用，是最为重要的组织载体。虽然老年人体育协会在党和国家领导人以及各个政府和体育部门的重视下，在制度、场地和组织等方面取得了优异成绩，但是其内部还存在些许矛盾，造成了我国老年人体育发展缺少相应的支持这一现状。

（四）老年人体育保险

我国保险行业从20世纪90年代发展至今，逐渐进入了稳定的阶段，但是各保险企业竞争愈加激烈，保险产品也是逐渐具体化。从以前的人寿险，慢慢发展到现在的机动车险，那么以后的保险发展的契机将会出现在何处。2017年8月27日，习近平总书记提出“体育强则中国强，国运兴则体育兴[①]”的观点，此观点给进行体育事业的人们带来信心。随着体育产业的不断发展，设立健全的体育保险不仅对保险行业有推动作用，而且还能促进体育事业进行更好的发展。由于我国体育保险发展缓慢，具有较多的困境，比如法律法规不完善，运动员投保意识薄弱，体育保险产品开发缓慢，缺乏专业性人才，等等。但根本原因还是体育保险产品单一，更深层次的是各项运动以及赛事风险数据不足，抑制了我国体育保险行业的发展。

目前体育保险主要包含两大类：竞技体育保险和全民体育保险，竞技体育保险又分为赛事体育保险和运动保险，全民体育保险分为校园运动保险和运动休闲保险。我国目前并没有建立针对老年人的体育保险，并且社会上的盈利性保险机构也没有针对老年人体育健身的保险保障制度，大多数是一些财产险类和人身险类，人身险又分为人寿险、意外险、健康险和重疾险，缺少体育保险种类。虽然意外险可以为老年人进行体育锻炼时出现的意外进行担保，但是意外险存在较多的缺陷，对老年人并不友好。首先是老年人的意外险费用高，保额低。老年人因为身体机能的退化，出现意外的概率较高，保险公司给出的老年人意外险价格较高，同时保额比较低。其次是很多意外险产品都有投保年龄限制，大多是超过60岁或者65岁不可购买，对老年人的限制较大。最后是缴费期限有限制，有缴费期限会影响现金价值，缴费期限短会导致现金价值较低，此种意外险并不适合低收入的老年人。相对于国外而言，我国体育保险相对较少且单一，可供户外体育健身人员选择的种类较少，并没有针对老年体育健身设立老年人参与户外体育运动所导致意外发生的意外险。从而导致老年人在选择是否参加体育锻炼时有所顾忌，这在一定程度上影响了老年人参加体育锻炼的积极性。

---

① 出自2017年8月27日，习近平在天津会见全国群众体育先进单位、先进个人代表和全国体育系统先进集体、先进工作者代表以及在天津全运会群众比赛项目中获奖的运动员代表.

第三节 老年人体育运动风险与医务监督

一、老年人体育运动风险

（一）老年人体育运动风险的因素

1. 老年人健身风险内隐因素

（1）对体育健身风险缺乏正确的认识

参加体育健身运动的老年人中，有近一半的老年人没有健身风险的规避意识，缺乏预防健身风险的方法和手段，使得这部分的老年人在健身运动时发生健身风险的概率升高。

（2）自身状态不良

①生理状态不良

自身身体各项机能状态的好坏是能够影响健身效果的，当年龄在逐渐增高之后，老年人各方面的身体机能已经远不如年轻时的状态，都或多或少会患有一些老年人常见的疾病从而会影响运动状态。因为前一晚的睡眠不好导致没有得到充分的休息，第二天即使去健身运动也不会有好的效果，反而因为休息不好，精神状态不良整个人处于恍惚的状态，容易发生运动风险。大部分老年人在健身运动时会存在身体的不协调导致健身动作不正确，会做出一些违反了正常人身体结构的动作，长此以往会对身体造成严重伤害。还有就是在健身运动时注意力不集中，对危险的判断力下降，做动作不灵敏反应迟钝，此时是运动风险的高发期，很容易发生运动损伤，对老年人身体造成伤害。

②心理状态不良

老年人在退休后，心理环境会有较大的落差，从熟悉的工作和环境突然变化到冷落和单一孤独的心理环境，如果没有提前在思想上做好准备就很难适应退休后的生活，如若调整不恰当容易导致老年人产生消极的生活态度，体会不到退休后的乐趣，整天胡思乱想消耗精力，找不到自身价值产生自我怜悯和失落的感觉。所以，快速地适应退休后的生活，对身心健康有很大影响。改善老年人心理环境，激发他们的兴趣，丰富其精神生活，对身心健身颇有益处。所以老年人在进行健身运动时不但要调整好自身的生理状态，还要调整自身的心理状态，老年人运动风险的发生往往与老年人的自身心理状态有密切的关系，情绪的不稳定或者对健身运动没有积极性，三天打鱼，两天晒网，还急于求成，这样的做法都可能导致健身风险，老年人在健身时一定不要“逞能”，有部分老年人平时缺乏健身锻炼的基本知识和经验，有着一股不服老的心理，自我感觉身体还跟年轻时一样，对一些根本不了解的项目好奇心强，不顾主观和客观的条件，盲目地或冒失地参加运动，也很容易发生运动损伤。

③思想上重视运动风险

老年人在健身运动过程中发生健身风险往往都是跟自身对于健身风险预防不到位和对运动损伤没有足够的了解有关，没有把运动风险当回事，思想上麻痹大意。经常习惯参与健身运动的老年人中，多数存在着某些对健身项目片面的认识，对运动项目的特点了解不足，平时在健身运动中没有积极采取各种有效的预防措施，使得伤害事故不断发生，导致老年人在健身运动中没有取得想要的效果。

（2）缺乏合理的准备活动

①不做准备活动或准备活动不充分

参与健身运动的老年人大部分没有养成做准备活动的意识和习惯，不做准备活动就进行健身运动很容易发生健身风险。大部分老年人在健身运动之前没有做准备活动，究其原因是大多数老年人对准备活动意识上的缺乏。

②缺乏专项准备活动

有部分老年人在健身运动开始时是有意识做准备活动的，但是由于对热身准备活动的专业知识不够了解，没有做到要练什么项目就做一些相应项目的准备活动，全靠兴趣会做什么准备活动就做什么，只做一些常规的准备活动，这样的准备活动虽然会起到一定的效果，但是没有做专项准备活动依旧达不到最佳状态。

③准备活动强度安排不当

有的老年人在做准备活动时的强度不当，具体分为两种情况：第一种情况是老年人知道健身之前做好准备活动的重要性，以为准备活动出汗越多强度越大准备活动的效果就越好，这种做法会导致身体容易疲劳，使得在进行正式的健身运动项目时身体的体能和各项机能没有处于最佳的状态，这样更加容易在健身运动时受伤；第二种情况是准备活动强度太低，身体都没发热或微微出汗。在参加健身运动的老年人群体中第一种情况的人数较少，都是第二种的情况居多，在健身运动之前做准备活动的老年人当中，大多是准备活动做得不充分，更有的老年人用一分钟就将准备活动做完了，这样做准备活动基本不会起到作用，调动不起来身体各器官的兴奋性，并且短时间做准备活动容易发力过猛违背了基本的生理规律，不但起不到效果反而容易导致身体受伤。

④准备活动距正式运动的时间过长

调查发现，有些老年人因为退休或者其他原因每天有很多空闲的时间，这群人往往很早就会来到广场或公园等健身场地等待其他平时一起锻炼的伙伴，在等待的过程中自己就会或多或少地进行一些运动之前的准备活动，因为准备活动是有时效性的，一般是在正式运动开始之前的10~15分钟做准备活动的效果最佳，即使老年人做的准备活动十分全面且充分，等到自己同伴来的时候可能就过了准备活动最佳效果的时间了，所做的准备活动带来的生理作用已经没有那么明显了，相当于准备活动不充分的效果或者和未做准备活动的效果一样。

2. 老年人体育健身风险外显因素

（1）运动项目的特点与体育活动的性质

老年人不宜参加速度型项目、力量型锻炼和剧烈的比赛，较大运动负荷可能造成机体的疲劳和损伤，甚至引发心血管疾病。运动中的相互碰撞以及器械运动可能造成自己和他人损伤。在运动中可能会出现因快速奔跑而造成休克，因突然弯腰而造成瘫痪，因猛然下蹲而造成残疾，因忽然转颈而造成昏厥，因深度低头而造成伤亡事故，因憋气、过分用力而引起血压骤然升高，等等。

（2）体育运动的环境因素

环境因素包括安全措施、场地器材、体育环境等。如运动场馆的规划设置，体育设施、体育资源、运动器材的设置，安全保护设置，气候、自然环境因素，等等也会产生体育风险。

比如说健身设备，随着健身意识提高，老年人越来越多地喜爱通过一些健身设施进行锻炼，其中最为常见的就是对健身路径的使用，安装健身路径是最直接地增加健身场地的方法，能够解决一部分地区健身场地不足的问题，但是安装之后还要定期进行维护才能起到效果，部分健身设备老化、破损存在安全隐患，这种情况下继续使用有很大发生运动风险的可能性。

天气环境因素方面，在进行室外健身运动时天气环境的好与坏也是影响健身效果的重要因素之一，天气环境的过热或者过冷都可能会使身体受到伤害，老年人在过热环境中仍然坚持健身运动会造成汗液流失较多，导致体内的水盐代谢失衡甚至可能会造成中暑。在过冷的室外环境中进行健身运动，容易出现由于准备活动做得不够充分导致肌肉拉伤关节扭伤等后果，如果保暖措施做不到位更会造成严重的冻伤。另外，空气的污染对人体的身体健康是一种长期的影响，在冬季北方供暖工作开始时会引发雾霾的天气，老年人在户外空气质量差的地方进行健身运动不但收获不到健康，反而还会使呼吸系统负荷增加，引起各种呼吸系统的疾病。

（3）健身服装因素

随着老年人运动健身意识的提高，运动服的样式越来越多，而且很多运动服属于紧身运动服，更能够凸显人们的身材，但对于老年人而言，宽松透气的运动服更加合适，有利于汗液的排出，而且穿着起来也比较舒服。老年人运动着装舒适最重要，健身服装穿着不合适会出现一定的安全隐患。有很多女性穿着高跟鞋进行活动，很容易出现崴脚或摔倒的现象；有的老年人还穿着牛仔裤、平底布鞋等一些不适合健身运动的服装，当然也不可上衣过肥，裤子过长，这样反而影响行动，造成不安全因素，加大了运动风险发生的概率。

（二）预防风险的对策

1. 增强老年人对自身身体状况的了解

（1）定期去做身体检查

老年人应当定期进行身体检查，全身体检是有效预防疾病的方法，体检可以帮助老年人更加了解自己的身体状况，及早发现一些隐性疾病。当今医疗科学的发展体检也很方便快捷，例如：TTM（热断层扫描）体检可以直接进行全身的扫描并且更加经济安全。我国也越来越关注老年人的身体健康，为此还出台了《国家基本公共卫生服务规范（第三版）》[①]，其中明确规定了老年人健康管理服务内容：为辖区内 65 岁及以上老年人每年提供一次健康管理服务，包括生活方式和健康状态评估、体格检查、辅助检查和健康指导。老年人也可以根据每个人自身实际情况做某项特定检查，只有清楚了解自己的身体状况，才能在健身运动中有效地保护自己知道哪些项目可以多做一些，哪些项目不做或者少做，这样可以让老年人在健身运动中减少运动风险。

（2）合理控制饮食习惯

当进入老年阶段后，身体各项的生理指标都在加速地衰退，导致生理功能下降，与自己年轻时相比对于外界能量摄入需求有所减少，消化系统分泌液的减少以及胃肠蠕动不积极，不能承担一次性大量消化的食物任务，所以老年人应该控制自己避免暴饮暴食，最好能保证食物多样性，营养搭配平衡，少吃一些油腻的食物，多吃清淡的食物，在准备健身运动之前一定不能空腹，最好在吃饭后的两小时之后再去运动，只有平时注意合理搭配饮食，才能降低运动中的风险。

① 《国家基本公共卫生服务规范（第三版）》2017 年 2 月 28 日由国家卫生计生委（国家卫生健康委员会前身）印发.

2. 加强对老年人风险因素的应对

首先，引导老年人改正在锻炼时思想不集中、心神不宁的习惯，在锻炼时做到细心认真、增强风险意识。增强老年体育锻炼者对锻炼计划的重视，并且能够科学地根据自身的情况制订适宜的锻炼计划。引导老年锻炼者选择适合自己的锻炼项目，做到强度适宜、次数适宜、锻炼时长适宜。其次，老年锻炼者应该规范技术动作、锻炼前准备活动应充分，避免老年锻炼者之间形成攀比心理，防止出现逞强好胜心理，增强锻炼者之间友谊，做到和谐锻炼。最后，提高老年体育锻炼者的安全意识，特异体质和其他疾病应该得到老年体育锻炼者足够重视，老年锻炼者应该加强掌握运动损伤的自救方法，提高老年锻炼者的调节能力和适应能力。

（1）使用适当的防护器具

随着科技的发展，越来越多的体育防护器具被发明出来，老年人在健身运动时合理地运用体育防护器具是有效预防健身风险发生的手段。例如：老年人参与羽毛球以及毽球这样的项目时，佩戴护膝、护腕等装备能够有效地降低膝关节和腕关节受伤的风险。因此，合理地使用防护器具可以保证减少运动风险的发生，更好地保护自身的身体健康。老年人在实际练习中，应配用同身体状况相符合的质量优良的防护器具，配用质量低的防护器具有可能使老年人在健身运动时产生运动损伤，反而危害老年人的身体健康。

（2）加强易损伤部位的练习

老年人在健身运动中可能会经常遭受同一部位的多次损伤，因此，应加强对敏感部位和相对脆弱部位的锻炼，以改善其功能，并逐步加强对敏感部位或相对脆弱部位的功能训练。这是预防运动损伤并降低运动风险的积极措施。例如，通过“站桩”的方法，可以提高股四头肌强度和髌骨功能，以防止髌骨劳损；加强背部和腹部肌肉的力量训练，以防止脊柱过度伸展造成腰部受伤；老年人适当加强力量练习和伸展大腿后肌群可以有效防止大腿后肌群劳损。为防止膝盖受伤，应该注意加强股四头肌的力量结合，以稳定膝关节。为了防止老年人在健身运动时造成腰部的损伤，除加强腰部肌肉的练习外，还应该加强腹肌的练习，因为在某种意义上腰部的肌肉与对立的腹部肌肉相连。腹部力量不足会导致拉伸不足，并可能导致脊髓和背部受伤。老年人应注意预防大腿后侧的股二头肌、半腱肌、半膜肌的劳损，在增强其力量的同时，还应注意加强大腿后侧肌肉的伸展运动。

3. 体育场地的建设和防范

有关部门应该严格执行确保老年体育锻炼场地数量和面积。老年锻炼者应该选择灯光充足、通风效果好、活动自由的锻炼场地，避免因相互碰撞而发生体育锻炼风险。针对锻炼器材方面首先政府有关部门应该加强对体育器材生产质量的把控，对器材可能导致的危险结果作出警示，有问题的器材及时更换。然后社会体育组织应该正确安装锻炼器材，将锻炼器材的维修与保养落实到位。

4. 针对环境因素和其他因素的风险应对

对于雨雪、雾霾天气，老年体育锻炼者可以选择停止或更换到其他室内场地进行锻炼，作为社会体育指导员应该根据不同的季节组织不同的体育项目，防止因季节的不同而造成的伤害。在社会环境方面，社会体育组织应该完善锻炼事故应急处理制度，政府部门应加强锻炼场地附近的治安管理。应建立健全体检制度和完善保险制度，对于锻炼猝死、无法预计的突发状况、老年人突发无明显征兆的疾病，主要采用风险预防控制和风险转移的措施，老年体育锻炼者应增加体检次数，及早发现疾病及早预防。老年体育锻炼者还应该购买人身保险和意外伤害保险，将发生风险事件后的损失降到最低。

5. 增加社会体育指导员的数量

定期进行培训和考试，增加对社会体育教练员的培训和考试次数，并加强对社会体育指导员的培训。学习和培训的内容应包括社会体育指导员的基本知识和体育法律法规，并应侧重于科学健身方法、基本锻炼方法和急救方法的培训。对于老年人健身运动，社会体育指导员可以充分发挥领导者在老年人体育锻炼中的作用，并逐步增加社会体育指导员的人数。随着老年人健身运动的发展，对社会体育指导员的要求也将越来越高，因此，必须针对不同时期的具体情况作出更加合理的调整，以便为老年人提供更好的服务。政府还可以与各种社会组织进行协调，以吸引更多与体育有关的人才来参加社区体育工作，例如运动员、体育老师、健身教练、体育专业学生等，以充分发挥其专业指导的作用。从专业运动队中选择更多经验丰富有较好沟通能力的运动员作为兼职教练来瞄准资源。优先考虑政策和奖励，回归到在社区中传播体育文化的本质，鼓励老年人参与，引导老年人进行科学实践并满足体育需求，同时确保整个组织和工作相对科学、专业、稳定和可靠。利用学校吸引社会体育专业人士进行培训并实现资源共享，制订适合老年人的健身计划，并教给他们科学健康的体育锻炼方法，以满足老年人健康生活的需求。在开展老年人体育活动的过程中，为了满足老年人对健身项目的需求，建议在训练内容表中选择一些具有地方特色的运动，如秧歌健身、广场舞等。吸引更多有抱负、有专业知识的年轻人参加社会体育指导活动。

6. 政府正确引导

有效预防老年人健身风险的发生还需要政府和其他相关部门的努力。有关部门及时检查维修场地设施器材，专门成立巡逻小组定时巡查，保证能及时发现问题并解决问题。老年人健身场所应配备一些急救物品，并且以讲座形式定期为老年人进行科学健身运动、安全防护等知识进行讲解和介绍一些急救方面的技能。政府有关部门还应当重视老年人群体参与健身运动在社会体育中的比重，完善与之相关的制度。社会上许多自发的老年人健身群体仍然主要是在自治管理，都是民间自发成立的组织，并且该组织的运行很难获得必要的保证和支持，所以提高老年人健身运动在社会体育中的比重是保障老年人体育顺利开展的关键，有政府部门的正确引导，调配一些专业人员以及专业的组织管理，使得组织运行得到各方面的保障，不但使得老年人可以得到专业的指导，更可以有效预防老年人健身风险的发生，以及增强对意外情况的及时处理能力，对增强老年人的身心健康有着重大的意义。

二、老年人体育运动医务监督

（一）老年人体育运动前的医务监督

通过体格检查了解老年人的健康状况，登记老年人过去和现在所患有的疾病情况，可以为将要进行的锻炼方案设计提供依据。其主要内容包括：

（1）现病史和既往病史。记录目前所患有的内脏器官疾病和慢性疾病，记录过去患过的重要内脏器官疾病。

（2）家族史。记录家族直系亲属是否患过与遗传有关的疾病。

（3）女性月经状况。记录目前是否已经绝经和月经周期的情况。

心血管系统是体育锻炼直接作用的系统，也是人体运动能力的主要限制系统，该系统的功能状况直接影响锻炼者的锻炼方式，锻炼负荷和锻炼效果。对心血管系统的检查主要有心率、血压和心电图。

在一定范围内心率（脉搏）与最大摄氧量呈线性关系，可依据心率控制运动强度。老年人的心率随着年龄的增长而改变。安静心率一般会在一定年龄后逐渐升高，这是因为心脏的每搏量降低。但是安静心率保持稳定是状态良好的表现。一般认为，如果安静心率每分钟升高超过 12 次就表明身体出现了疲劳，需要寻找原因。最大心率是设计锻炼方案的基础，通过估算最大心率来设定锻炼的靶心率区间。传统计算公式是：最大心率 =220 －年龄。无氧运动的心率区间是最大心率的 70 %~90 %。

正常人的血压随内外环境变化而在一定的范围内波动。血压水平随年龄逐渐升高，以收缩压较为显著。中国高血压指南将正常血压定为 <120/80mmHg。由于老年人的血管会随着年龄的增长而硬化，因此 70 岁老年人的血压为 130/90mmHg 左右，80 岁老年人的血压为 140/100mmHg 左右，都属于正常血压。但如果血压高于正常标准范围，还是应当进行相应的治疗。

心电图反映的是人体心脏的电活动。老年人进行心电图检查的主要目的是排除或减少由于心脏本身问题带来的运动风险。通过安静时和运动时的心电图检查，可以全面了解心脏对将要进行的运动负荷的适应能力。如果安静心电图出现明显异常，需要请专科医生进行确认，再决定是否可以参加体育运动。如果安静心电图未见异常，可能还需要通过运动时的心电图检查来确认其心脏状况。老年人如果出现心电图改变，需要结合病史、运动史和家族史等多方面进行评价。

（二）老年人体育运动中的医务监督

1. 监测靶心率

老年人锻炼中一个重要的环节是运动强度的控制。在描述运动强度时往往用到靶心率这个概念。中等强度活动的靶心率是锻炼者最大心率的 50 %~70 %。

运动中的心率监测需要有一个短暂的停顿然后找到脉搏测量位置（桡动脉或颈动脉，建议采用桡动脉），轻轻按压即可感到波动。一般采用记录 10s 脉搏，然后乘以 6 的方式计数。为提高准确度，如果在开始计数和停止计数时都摸到一次波动只记录一次，而不要算作两次。如果所测得的心率在所设定的靶心率范围内，表明运动强度是合理的。

2. 测评交谈难度

控制运动强度在中低强度范围，可以依据个体在运动中的交谈状况。如果可以轻松交谈，为低强度运动；如果进行交谈时感到吃力，为中等强度以上的运动。

3. 查看出汗状况

老年人进行锻炼时，以微微出汗为宜，这时的运动强度已达到中下水平；体质好的老年人可以达到明显出汗；但是不提倡运动到大汗淋漓。出汗量受个体差异、季节、体能水平等多方面因素影响，要因人而异。

（三）老年人体育运动后的医务监督

1. 老年人体育运动后的一般医务监督指标

（1）体重

运动导致机体能量消耗增加，所以运动负荷是否合理还受运动后的身体恢复、营养补充等因素的影响。运动期间，老年人的体重应当保持稳定，可有波动，但每个月波动不应超过 1 千克。如果出现体重明显下降时，要注意查找原因。

（2）食欲

适量运动后，稍作休息再吃饭不会有食欲降低的情况。如果感到食欲下降，可能是运动量过大的表现，也需要考虑健康状况等因素。

（3）睡眠

睡眠状况可反映神经系统的功能状态。当运动量过大时，有些人的睡眠会受影响。正常睡眠状况的改变与运动量过大有关，良好的睡眠是入睡快，醒后精力充沛。如果人易醒、失眠，睡醒后仍感疲劳，则表明运动负荷超过了机体的负担能力或机体已经疲劳，需要减少活动量。

2. 老年人体育活动后的心血管系统监督指标

（1）晨脉

晨脉是人体在清晨清醒、起床前的脉搏，它可以反映身体的基本状况。随着心肺功能的提高，安静时的心率应当逐渐下降，并且保持稳定。老年人锻炼后第二天的晨脉应当恢复正常，如果与前一天晨脉相比每分钟升高数超过 12 次，往往是前一天锻炼运动量过大、身体疲劳的表现。

（2）运动后脉搏

老年人的运动后脉搏比年轻人慢一些，运动后脉搏恢复时间可以反映运动强度的大小，但是要注意个体差异的问题。一般来说，低强度运动后的脉搏会在 30 分钟内恢复到安静时的水平，中等强度运动后脉搏应当在 60—90 分钟内恢复。如果到第二天早晨还没有恢复，就表明运动强度过大。

（3）血压

运动后第二天清晨的血压应当恢复到正常水平。如果第二天清晨的血压比正常时的水平升高超过 20％或血压超出正常范围，表明前一天运动强度或运动量过大，或出现了健康问题。

（4）心电图

老年人锻炼后可能会出现心电图改变。当心电图出现异常现象时，首先要判断其性质，如果有病理性改变需要找医生进行诊断，以决定是否可以运动以及可进行什么运动。对于长期坚持锻炼的老年人，如果在安静时出现偶发性的心律不齐、轻度的 ST 段位置改变、房室传导阻滞，可以在医生的指导下进行运动负荷试验来确定是否适合继续进行锻炼。如果运动中心电图没有异常现象则可以继续进行锻炼，否则需要做进一步检查。

第四节　老年人的体育运动健康服务

一、开展老年人体育运动健康服务的意义

（一）完善我国的养老服务

基于我国现存养老服务存在的不足，开展体育养老可以对其进行有效弥补。居家养老服务存在的不足之处可以借由体育养老得到完善，不同区域的养老服务能够得到均衡。体育养老能够定期为老年人提供体育健康服务，只需在城市社区通过设立体育健康服务站点，匹配基础医疗设施，为老年人提供生活保健和健康服务，保障他们的健康。对于社会化养老服务，因专业人员缺乏造成的服务水平低下的情况，可以通过体育养老得到改善。体育养老受到资金限制因素的影响小，专业的服务人员可以提高服务质量。体育养老可以匹配老年人的需求和提供的服务内容。我国现存的养老服务对老年人健康心理的关注度相对缺乏，这可以弥补现存养老方式服务形式不足的问题。

（二）适应时代发展的需要

政府工作报告 2018 指出，要全力支持社会各界对医疗、养老、教育、文化、体育等服务的供给。体育养老作为体育与养老相结合的方式，它的发展顺应了时代发展的潮流。《“健康中国 2030”规划纲要》提出，国民健康需要放到全国战略层面上。一方面，政府为老年人养老提供外部条件支持；另一方面，老年人不断树立健康生活的意识。通过引导老年人参加体育活动，增强老年人的健身意识，让他们积极主动地参加活动，并且有计划、有规律、有目标地进行科学的体育活动，提高他们的身体素质、帮助实现精神赡养。

当前，我国老年人更加注重饮食规律，重健康饮食，以低脂低糖低盐、清淡为主，养生指导服务可以为老年人的健康生活提供科学的指导。相关部门定期将

老年人集中，举行体育活动，可以起到相互监督的作用，同时有助于丰富老年人的社会活动形式。积极健康的生活心态有利于家庭和睦、子女孝顺，老年人的生活幸福感可以得到满足。

二、体育运动健康服务的特征

（一）产品混合性

体育运动健康服务是体医结合的产物，既关乎体育与健康事业，也涉及体育与健康产业，呈现出混合产品特征，涵盖纯公共产品、准公共产品和私人产品三种类型。首先，健康教育推广、体质测试与监测等部分运动健康服务是面向全民的纯公共产品，属于公共服务的范畴。它们涉及人的健康权与体育权的基本保障问题，关乎我国整体性的健康福祉，保证全民享受到运动健康服务，也是体现我国社会主义制度优越性的必然要求。其次，科学健身服务等体育运动健康服务属于准公共产品，具有较强的正外部性。这些运动健康服务不仅给个人带来直接的健康价值，更重要的是能产生降低疾病发生概率、减少医疗费用支出等溢出价值。最后，相当多的体育运动健康服务是私人产品。体育运动健康服务的本质内涵是产业活动，具有消费竞争性和受益排他性特征，需要通过市场化方式供给。这些运动健康服务产品的目的是满足人民群众日益增长的个性化、多样化、高端化健康需求，涉及的行业扩展到运动健身、运动康养、体育旅游等新兴业态。由此可见，体育运动健康服务具有公益性和市场性的双重属性，既包括以公共健康为导向，发挥政府主导作用的纯公共产品、准公共产品，也包括以市场需求为导向，发挥市场资源配置决定性作用的私人产品。体育运动健康服务的责任主体和服务载体也呈现多元性特征，既包括健身房、减肥训练营、社会体育俱乐部、运动康复诊疗中心、体育医院，也包括社区医疗服务中心、公立医院等。一般而言，具有双重产品属性的产品和服务的定价机制比较复杂，通常需要政府协调其产业性和公益性的关系，由政府和市场混合供给。正因如此，各国通常采用政府购买服务、产业政策扶持等方式发展运动健康产业。

（二）对象广泛性

大量证据表明，体育活动是防治慢性疾病、提高生活质量最积极、最有效的手段，因其服务对象广泛性的优势，成为世界公认的维护人类健康的四大基石之一。所谓体育活动服务对象广泛性是指能够维护全人群（男女老少）、全生命周期（婴幼儿到老年）、健康全过程（健康、亚健康、疾病、康复、强壮、健美）的身心健康。从宏观层面看，运动健康服务是直接关系全民健康利益的民生服务。从微观层面看，研究显示，我国许多综合性医院、体育专科医院针对不同性别、年龄、收入水平及不同健康状况的各类人群，提供贯穿预防、治疗及康复的整个病程和日常始终的健康体检、身体评估、运动干预等专业技术支持。正因为体育运动健康服务的服务对象广泛性特征，引起政府、医疗与体育机构等相关部门的高度重视，这也使得参与者的参与水平、参与质量成为实现体育运动健康价值创造的关键所在。

（三）过程融合性

所谓过程融合性是指孤立的事物或元素以某种方式改变离散状态集中在一起，产生联系，构成有机整体的现象。体育运动健康服务作为体医结合的产物，既依据于医学范畴的循证医学、康复医学等现代医学原理和诊疗技术，也依据体育运动规律和体育科技。本质上讲，体育运动健康服务不是一种独立的服务模式，主要是将医疗资源引入体育服务，实现病中干预、保健康复、疾病预防和健康促进等融合服务的持续性、体系化供给。体育运动健康服务过程将体医技术整合为运动健康服务方案，应用于疾病预防和治疗及健康促进。由此，体育运动健康服务过程呈现出显著的融合性特征。以运动处方制定与实施为例，按照临床规范流程，运动健康处方制定与实施包括以下六个步骤：一是健康筛查与风险评估，即通过问诊或体适能或慢性病调查问卷，了解个人疾病史、运动史和心血管危险因素等个人健康信息，评估运动风险，明确是否需要医务监督；二是医学检查，即对心血管类、代谢类慢性病的高危人群进行血糖、血脂、骨密度等医学检查；三是运动试验，即基于健康筛查结果，采用“多级负荷试验”方法对各人群进行运动测试；四是体能测试，即对运动负荷试验无异常的人进行如握力、背力、立位体前屈、闭眼单足站立、俯卧撑、12 分钟跑和纵跳等测试；五是制定运动处方，即基于以上检查结果，根据个人实际情况确定运动处方内容、注意事项及阶段性锻炼计划等；六是运动处方实施，即根据体育运动的规律，进行调动身体机能的热身活动、保持一定负荷的体育活动和逐渐降低负荷的整理活动以及运动过程的自我监控。

（四）主动参与性

主动参与性是体育运动健康服务区别于一般服务的重要特点。首先，与医疗服务不同，运动干预是运动健康服务实施的特有方式。其次，顾客参与是提高运动健康价值的关键。在运动健康服务价值创造过程中，服务供给者和患者是合作伙伴关系，他们之间的合作配合至关重要。顾客需要关注自身需求、病情发展，主动与服务供给者沟通，对其表达自身健康期望、提出相应建议。正因为体育运动健康服务的主动参与性特征，顾客在运动健康服务价值创造中占据主导地位，顾客参与程度将极大影响健康价值实现。

三、老年人体育运动健康需求的阶段分析

（一）生理需求：体育健康服务

依据国内外已存的研究数据可以发现，运动可以促进健康。参照发达国家在本国制定积极老龄化战略的经验，老年人的身体健康情况可以通过运动得到显著改善。我国可以参照发达国家的经验，为老年人提供体育健康服务，激励老年人改善自身的健康情况。体育健康服务的对象广泛，对老年人而言，他们对身体健康的需求可以通过服务得到满足，具体包括举办体育活动、宣传体育保健知识、开展体育健康讲座、养生指导服务、讲授运动康复技能服务等。

随着年龄的增加，老年人的思维判断能力受到大脑细胞逐渐减少、大脑生理功能日渐衰退、身体器官调节能力减弱带来的负面影响，身体健康情况不容乐观。身体健康情况允许的前提下，老年人有规律地进行体育活动，不仅可以减缓肺组织的纤维化过程、唤醒呼吸肌、增强肺活量及换气的功能，而且也能够帮助老年人抵抗脑动脉硬化的问题，减缓细胞衰老的进程，延长器官的使用周期。体育运动也会刺激老年人的肌肉活动，大脑皮层的抑制功能可以协调他们的人体机能，从而改善新陈代谢。此外，老年人参与体育活动会加速血液循环，提高心肌供应营养物质和氧气含量的比例，有利于强化身体机能。

（二）安全需求：体育技能指导服务

纵向研究表明，积极的生活方式可能会延缓人体机能的衰老过程。定期参加体育训练项目，老年人身体素质下降的幅度会降低，而且可能在一定程度上逆转老龄化的影响。机体功能退化，会给老年人带来患慢性疾病的安全隐患，他们需要得到安全保障。老年人得到体育技能指导服务，他们运动的安全指数将被提高。这一服务内容包括：常规活动的动作技能指导、防摔知识指导等。

（三）社交需求：集体活动机会服务

对老年人来说，积极参加社交活动是必需的，老年人适当参加社交活动有助于提高生活质量。我国空巢老年人口总量大，老年人的行动能力不断退化，加上社交场合减少，他们进行集体活动交流的次数不能得到满足。老年人的社交圈大部分源于亲戚之间的往来，家庭中子女与老年人之间缺乏有效沟通，这会增加他们的心理压力和孤独感。老年人在参加集体活动的同时能够强化自身的社会地位，尤其是对因自身身体状况不好、出行不便，平时无法参加体能锻炼的老年人来说是一种福音。服务的具体内容可以包括：组织体育活动的服务、友谊比赛服务、老年趣味运动会、文化体育精神交流会等。

（四）尊重需求：心理疏导服务

心理健康影响人们老化的情况，其中包括智力因素和认知能力因素，这也成为积极老龄化和长寿的有力预测因素。保持心理健康有助于老年人改善新陈代谢，保持良好的精神状态。身体健康对心理健康会产生一定的影响，他们从心理上渴望得到尊重，希望获得社会的认可。鉴于此，精神健康促进服务、体育卫生保健服务可以提供心理疏导服务，保障老年人的心理健康，降低他们抑郁的倾向，帮助他们愉快地度过老年生活。

（五）自我实现需求：精神赡养服务

精神卫生服务是满足老年人自我实现需求的前提条件。这一需求内容指的是，帮助他们实现生活幸福感，这也应该成为长期综合护理的一部分。一方面，老年人的基本生活有保障，即身体健康、吃饱穿暖；另一方面，老年人“老有所为”“老有所盼”。依据积极老龄化理论的相关内容，老年人的精神健康情况同样重要。为达到此目标，精神赡养服务可以提供体育文化交流活动服务、情感照顾服务。对年轻劳动者而言，他们可以从工作单位中获得集体归属感和合适的社会角色定位，而老年人的归属感来源单一，仅依赖于子女的关注度和家庭和睦度，我国现存的养老服务保障老年人的这些需求相对较难。体育养老可以为老年人提供相对应需求的服务，而体育活动也属于预防疾病的有效手段。体育养老服务也可以提高老年人的健康道德，调节人与环境、人与社会之间的关系。

四、老年人体育运动健康服务的要素

以社区老年人体育运动健康服务为例。

（一）服务群体

1. 管理人员

管理人员主要负责对体育健康运动服务模式的资源、服务项目、服务人员等进行调配和管理，以及负责协调该模式在运行中出现的问题，确保该服务模式不断优化和良性运行。

2. 主要工作人员

社区体育运动健康服务的主要工作人员包括社区的工作人员、体育工作者和医务人员等，他们作为养老服务的骨干力量，在体育养老服务中起着关键作用。

社区工作人员，尤其是负责社区老年人活动中心的专职工作人员，作为一线工作者，了解社区老年人的需求和工作中存在的问题，及时沟通和汇报，将社区体育健康养老服务理念和内容贯彻、落实到社区每位老人，切实从老年人的角度出发，保证服务质量，为老年人的健康保驾护航。社区工作人员是构建体育健康养老服务模式中不可或缺的要素。

体育工作者作为体育运动技能和知识的掌握者，对于体育运动康复和运动训练有一定的认知，在实际工作中能够更准确地指导老年人如何通过体育运动达到预防和康复的目的。体育工作者的加入保障了整个社区体育健康养老服务模式的正常运行。

3. 志愿组织和个人

志愿团队对于目前的体育养老服务业来说，无疑是注入了一股新的血液。人口老龄化的快速发展给养老服务业带来了空前的压力，志愿组织和个人的加入在一定程度上能够缓解人力不足方面的压力。但是与世界其他国家相比，我国的志愿服务还处于发展初期，还缺少专业化指导和培训，还没有成为我国公民的常态化生活方式。

（二）服务对象

社区体育运动健康服务的对象主要是居住在社区的老年人，我们可以借鉴英国比较成熟的社区照顾模式，将社区需要照顾的老年人进行分类管理，根据健康状况和自理情况可划分为：完全自理、部分能自理、完全不能自理。根据经济状况可划分为：低收入群体、中等收入群体和高收入群体。根据老年人年龄结构又可划分为：低龄、中高龄、高龄老年人。根据老年人的不同年龄结构、不同消费层次，以及生活自理情况，采用区分对待原则，对于低收入和特殊老年群体采取公益无偿服务；对于中等一般收入的老年群体实行低偿服务；对于较高收入的老年群体采取有偿和定制式服务。

（三）服务形式

社区体育运动健康服务主要针对社区老年人开展，其服务形式要根据老年人的健康状况而定，对于低龄、完全能够自理的老年人，以社区集体活动为主。对于高龄和生活不能自理的老年人以上门服务为主。同时利用社区体育健康养老服务平台实行线上服务和线下服务等形式。此外，根据社区老年人的经济状况不同，通过志愿者和志愿组织采取无偿公益服务形式和康复机构有偿服务等形式。

五、我国发展老年人体育运动健康服务的路径

（一）政府购买体育养老服务

依据《“十三五”推进基本公共服务均等化规划》[①]，推进基本公共服务均等化，政府购买公共服务可以提高服务水平，各地政府广泛应用于实践当中。政府购买体育养老服务有利于整合体育与养老资源，让老年人感受到体育文化，在体育活动的滋养下，获得健康的身体和愉悦恬静的心境，帮助他们实现乐龄化的养老愿望。政府购买体育养老服务的行为，有助于优化服务的供给方式，转变政府参与体育养老的角色，保障体育养老服务的稳定性和持续性。

（二）社会力量推进体育养老服务的发展

老年人的养老方式多元化发展响应了民众的诉求，我国现存的养老方式需要得到不断发展和完善。我国的全民健身事业得到迅速发展的同时，一种新的养老方式——体育养老已渐现雏形。

体育养老作为将体育事业和文化融入基本生活保障中去的一种方式，有着自身独特的特点，需要专业的设备、人员及场地，确保老年人获得专业的技能、知识，保证老年人真正意义上得到体育养老的实惠，推进体育养老事业建设。鉴于我国的实际情况，经济高速发展疏远了代际交流，大部分年轻人因工作等需求，家人之间面对面沟通交流的机会大幅度减少。社会中的不同组织也可以为老年人提供部分免费的体育养老服务，这有助于增强老年人参与其中的兴趣，帮助他们实现健康老龄化、积极老龄化。

① 《“十三五”推进基本公共服务均等化规划》2017 年 1 月 23 日由国务院发出 .

（三）培养老年人体育养老的意识

家庭的支持为体育养老的发展提供扎实的基础，为老年人提供着经济支撑和精神支柱，家庭成员是老年人生活的后盾，他们支持老年人参加体育活动，可以提高老年人进行健康养老的积极性。老年人对发展体育养老的态度积极，可以降低宣传难度，减少体育养老的宣传成本。同时，对体育养老而言，老年人经常参加集体活动可以起到无形的推广作用，增加社会舆论的积极效应。

我国开展体育养老服务的对象是老年群体，老年人对体育养老的态度积极，但具体实施还需落到实处。运动可以减少疾病给公共卫生带来的负担，政府提供的激励性政策，可以提高他们参加体育活动的兴趣。常规的锻炼可以增强老年人的心血管健康，可以帮助他们预防身体疾病。同时，运动可以减少精神症状，支持大脑健康，并为有尼古丁等物质使用障碍的人提供一种健康的生活方式。老年人自身积极响应体育养老服务为老年人提供的活动，也可以带动周围群体参与的积极性。与此同时，老年人的健康状况受到社会联系、社会活动的影响，从这个角度而言，老年人积极参加体育活动和体育文化交流，可以降低较差的身体健康与孤独感带来心理健康问题的负面效应。体育养老服务可以为老年人体育活动提供科学的指导，促使他们乐于运动、享受生活。

第三章　老年人“体医结合”的基础理论

“体医结合”是运用体育运动方式配合中医治疗方案促使身体恢复健康的一种模式，本章从“体医结合”的基本概念入手，阐述了老年人“体医结合”的必要性及意义和老年人“体医结合”的多元主体协同治理，更好地了解老年人“体医结合”的发展。

第一节　“体医结合”概述

一、“体医结合”的背景

运动（exercise）以其自然、绿色的特点成为世界上许多渴望健康的人的普遍选择。近年来，“exercise is medicine”（运动即良药）的概念被欧美学者所提倡，其体现了运动与健康之间的紧密联系。

东汉末年，华佗开创的“五禽戏”可以视为我国最早的“体医结合”运动。中华人民共和国成立后，在改革开放政策的推动下，我国医疗卫生事业持续进步，全民健身运动兴起，国民身体素质不断提高。然而现代经济繁荣，物质生活发生变化，生态环境恶化、老龄化、工业化等因素影响着全民健身运动的开展。1994年，我国开始实行全民健身计划，强调科学健身理念，明确实施体育医疗康复和运动处方的工作计划。然而，资料表明：自2000年以来，我国国民体质状况持续下降；国民积极参与体育活动，但因不懂正确锻炼方法而引起的意外时有发生。2004年开始，我国开始倡导“体医结合”的理念，并逐步出台相应政策。医学院校、体育院校已开设运动处方相关课程。可以说直到现在，“体医结合”才刚刚起步。在具体操作时，“体”“医”如何结合仍是个难点，多数体育教练缺乏足够的医疗卫生知识，他们无法帮助不同的人制定安全、正确的健身计划；而医务人员虽然清楚运动对身体的益处，但缺乏体育锻炼的基础知识，也不可能针对不同人的身体状况开出有针对性的锻炼处方。

2017年，《中国心血管病报告》发布数据：从2004年到2017年，我国心血管病患病率、死亡率持续上升，医疗支出的增长速度远远超过国内生产总值的增长速度。国民开始重视身体健康，在治疗疾病上的投入持续增长，而过去的医疗模式形式单一，无法高度匹配，造成健康和医疗资源浪费，甚至加深医患之间的矛盾。作为建设“健康中国”的必要手段，“体医结合”将缓解卫生医疗资源短缺的问题，有效地解决过去健康服务的困境，是健康服务模式最直观的表现。“体医结合”由美国第一个明确其概念，美国在预防、治疗心血管疾病领域实现“体医结合”，且受众广泛。从理论角度来说，“体医结合”包括体育学科、医学学科及“体”“医”结合部分。简而言之，前两部分的理论较容易。而对于体育与医疗结合的理论，我们可以依据教育部发布的《授予博士、硕士学位和培养研究生的学科、专业目录》及学科特性分类，在“体医结合”学科中加入如“运动处方、运动医学、康复医学”等内容。体育和医疗保健技术相结合方向的专家不仅要掌握医学知识，还要掌握体育知识。体育和医学的组合不仅是体育和医疗两个方面的结合，而且是体育和医疗知识及技术的整合，涉及运用体育知识解决人们健康问题的技术。尽管医疗保健和体育隶属不同机构，但体育和医疗保健的本质是共同的：体育的本质属性是“增强体质、增进健康”；医疗及保健的本质属性是“治疗疾病、保障和提高人民的健康”。在体质测量、制定运动处方、医疗监督等方面，“体医结合”表现为医疗卫生部门和体育部门的相互配合、补充，共同防治疾病，从而为“健康中国”建设提供动力。目前，国家体育总局运动医学研究所、中国康复研究中心都在推动“体医结合”的发展。前者在开展临床医疗、研究运动康复与损伤理论、管理体育医院、组建医疗专家团队、“体医结合”人才培养与资格认定等方面起着主导作用。汇集医、信、工、研、教多方面，中国康复研究中心则培养康复人才，开展康复医学研究。整体来看，“体医结合”包含体育元素与医疗元素，但并不是体育与医疗知识体系的简单叠加，而是体育与医疗领域的理论与技能动态的整合，可基于不同需求，将体育与医疗整合，制订具体“体医结合”计划。

目前，我国正处在社会主义初级阶段，国民健康长寿，是国家富强、民医振兴的核心内涵，也是中华儿女的一致期望。健康作为人全面发展的核心要件，是提升综合国力的必要条件。生命在于运动，全民健身是实现国民强身健体、延年益寿的重要途径。《纲要》中明确指出，促进国民健康，要重视体医融（结）合，强调非医疗健康干预，全民健身可以提升国民身体素质，有效预防慢性病，甚至缓解疾病症状。

二、“体医结合”的内涵

从“健康中国”和整个国家的健康角度来看，“体医结合”以发挥体育的预防作用为目标，而促进人的健康发展，是推进医疗的监督功能为导向的医疗与体育系统改革的必然要求。

随着物质生活的丰富，国民越发重视身体健康，因此，推进体育与医疗制度改革成为大势所趋。“体医结合”将结合体育与医疗系统各自的优势，加以互补、相互渗透、资源共享，从而达到协调发展的目的。新时期，我国体育与医疗系统改革、发展要求必须发展“体医结合”。

三、“体医结合”的模式

“体医结合”不是简单的功能性叠加，而是要从关键性领域入手，找准契合点，实现两系统的优势互补、协同发展。以下从“技术融合”“资源融合”“话语权融合”三方面对“体医结合”模式进行探索。

（一）“技术融合”模式

“技术融合”分为“技”的融合和“术”的融合两部分，前者是指体育科技与医疗科技的融合，后者是指体育科研与医疗科研的融合。通过将体育的“技术”应用于医学，将医疗的“技术”应用于体育，达到融会贯通的目的。

增强运动技能、提高运动成绩需要体育科学研究的支持，而提高医疗卫生水平和发展医学技术也需要医学研究的保障。首先，运动与医学的整合应该实现各种系统科学研究成果的整合。例如，建立运动医学研究所，加强两个系统科学研究成果的整合，促进运动医学的发展，以运动医学为学科基础，教授医学理论。其次，科研整合的成果需要转变和推广。例如，编写运动、营养、保健等相关书籍，并按地区、分批次和数量免费分发给公众，以便满足民众一般的科学健身需求。

将体育与医学科技融合，运用于实际，有利于打破行业壁垒，帮助患者康复。如在临床医学当中，将竞技体育中的高强度间歇性训练和医疗中的心电高频成分及心电信号频谱分析（新型心电监测技术）相结合，使冠心病、缺血性心脏病等心脏疾病得到良好医治。当前，我国慢性病，如脑卒中、高血压、Ⅱ型糖尿病等患病率逐年升高。在医学治疗中，辅以科学的体育锻炼方式，不仅能促使患者康复，而且能形成积极健康的生活方式，从而帮助患者恢复身体机能。

（二）“资源融合”模式

在资源共享方面，“资源融合”致力于培养体医融合型人才，充分共享体育与医疗两大系统的信息、人力、物力，成立医学运动专科医院，设立互助平台，从而实现资源共享的目的。

要达到全民大健康的目标，在体育与医疗系统方面，需要转变过去的人才培养方式，不再单一培养专业型人才，转为逐渐培养复合型人才。第一，社会体育指导员及教练员可以在医学高等专科学校或二甲、三甲医院向医学专业人士学习医学理论和技巧，如护理、监督、评估等；第二，医院的医生、护士可以在师范类体育院系或体育院校向体育专家学习体育理论，如运动训练、康复等；第三，加快体医复合型人才培养，如运动处方师，通过委派专家学者出国接受专业培训，加快体育与医疗的融合。

当前，我国虽然有近千所科室设置健全、医疗水平高的三甲医院，但其中设置运动医学专业科室的仍较少，只存在于经济发达地区的省人民医院及部分高校附属医院。即便如此，这类科室仍陷于门诊一号难求、住院一床难寻的困境。普及运动医学理念、建立运动医学专科医院任重道远。故而，需要通过行政手段，加强政府支持与引导。由体育与医疗系统向运动医学专科医院提供物质资源，如医疗设备、健身器材等；开设运动医学门诊，由医生和体育专家联合出诊；将康复技师、运动处方师、基层医院三者紧密联合，创立医生诊断病情、体育专家开具运动处方的联合诊疗模式，使“体医结合”模式真正落地。

设立体育与医疗的信息共享平台和公众互助平台，包含全国范围的体育专家、医学专家、医师及运动营养师等。第一，建立医疗急救处理数据库。近年来，我国体育赛事举办频繁，其中，赛事医疗与急救措施对赛事的安全、平稳进行起着保障性作用，此库可以基于赛事类型的不同提供相应的急救方案。第二，建立疑难病症数据库。无法以医疗手段根治的疾病，通过寻求运动处方加以缓解。第三，设立慢性病探讨平台。在医生和运动营养师之间共享慢性病医治方案，寻求高效的诊疗手段；同时，针对不同人群特点，由运动营养师制定健康食谱，预防慢性病发生。

（三）“话语权融合”模式

“话语权融合”是指将体育在健康中的主导权与医疗在健康中的主导权相融合，通过舆论媒介传播及逆向思维引导手段促进体育与医疗系统“话语权”的整合，从而推动全民科学健身，最终实现“健康中国”。

第一，开展专题讲座，传授运动医学知识。邀请专业运动队的营养师和随队医师分享生理学、运动营养学理论，强调科学锻炼的重要性。第二，利用媒介手段倡导健康生活方式，形成示范效应。利用运动明星的知名度进行宣传，邀请体育明星进校园、进社区，分享职业发展过程及运动经历，运用专业理论进行体育指导。第三，由各级体育主管部门指导，在举办地区特色的体育活动时，为参与者提供免费的医疗检测服务，保证赛事安全平稳完成的同时，大力宣传科学健身的理论与方法。

全民健身的实现是加速推进“健康中国”建设进程的重要助力。2009 年，我国开始全面施行《全民健身条例》。总体来看，我国健身人口呈上升态势，但实施力度仍有待强化。《全民健身条例》的推广方式亟待转变。医生是病人最信赖的人，通过医生的逆向引导，向患者及大众推荐科学运动方法，其依从性效果更好。同时，加快完善经济发达地区的医疗保障制度，积极推广医保卡购买健身服务，如苏州、常州实行的“阳光健身一卡通”。通过医疗方面的话语权融合，鼓励公众形成“治已病不如防未病”的观念，促使公众科学锻炼，为建设“健康中国”夯实基础。

四、我国开展“体医结合”模式的原因

（一）全民健身战略和健康中国战略实施

健康是人类社会追求的永恒主题，是最为普遍、最为迫切的生命需要。2005 年，世界卫生组织发布《饮食、身体活动与健康全球战略》（简称《健康全球战略》），该项战略指出非传染病以及非传染病引起的死亡、发病和残疾是当今人类健康的主要疾病威胁。而缺乏体育运动是引发非传染性疾病发生的关键因素。令人触目惊心的是由此所引发的疾病负担占到全球的 47 %，占到所有死亡的 60 %，2020 年这两项数据攀升到 60 % 和 73 %。《健康全球战略》由此把“身体活动”认定为提高身体和精神健康水平的基本手段，身体活动、健康饮食与医疗卫生相结合，将有效遏制非传染疾病带来的健康威胁；并倡导各国制定改善饮食和鼓励身体活动的国家战略和行动计划。

顺应时代潮流，准确评判现实，中国作为世界上最大的发展中国家，应注重发展全民健身事业，积极应对运动不足带来的威胁。2014 年 10 月，国务院印发《关于加快发展体育产业促进体育消费的若干意见》，文中明确将“全民健身”上

升到“国家战略”[①]。“全民健身战略”成为中国对世界和人类进步的贡献，是中国对世界未来发展之有力回应，亦是国家形象、声望及影响力之强力彰显。

（二）由运动不足引发的健康问题日趋凸显

运动不足成为国家目前国民体质和健康水平下降的重要影响因素。缺乏身体运动已严重威胁到人类健康状况，是人类死亡的第四个危险因素（占全球死亡人数的 6 %），同时，运动不足是缺血性心脏病（30 %）、糖尿病（27 %）、结肠癌（25 %）、乳腺癌（21 %）等慢性疾病的主要致病原因，进而由此引发一系列的身心健康问题和社会发展问题。我国城镇居民正经历着经济社会的转型时期，在生产方式和生活方式等方面表现出体力活动逐渐递减的趋向。新近相关研究显示，中国城镇成年人当中，以静坐伏案或者静坐为主的工作方式达到 80 % 以上，城镇民众通过步行方式出行的比例仅占 40 %，我国城乡居民体质和健康状况因身体活动不足已经出现显著下降。1985 年以来，中国开展了数次的全国青少年体质健康调查活动，得出的调查结果表明中国青少年的体质健康状况在持续下降，突出表现在：超重和肥胖问题相当严重；近视发生率不断增加；速度和力量等素质增长较为停滞；耐力素质低位徘徊；存在心血管调节机能不良等健康隐患。《2014 年国民体质监测公报》显示，成年人、老年人群体肌肉力量明显降低。因此，由运动不足导致的儿童青少年生长发育异常、国民体质健康堪忧、劳动生产力下降、征兵体检淘汰率高等系列问题，在一定程度上严重阻滞了我国经济社会的可持续发展。

（三）被动依赖型健康干预的经济负担繁重

民众健康管理过程中，目前的医学健康干预以及非医疗健康干预都偏向于“被动”和“过度依赖”医生及体育健身指导人员。个人的主观能动性及内在健康动因在整个健康维系中，尤其是在健康促进的前端工程表现不足。伴随着国民经济发展带来的体力活动减少，全民生活方式嬗变、老龄化社会加快，疾病谱系发生本质性改变，传染性疾病威胁已经被慢性非传染性疾病危害所取代，饮食、运动、环境、心理等生活方式与慢性病发生发展密不可分，从身体活动、医学预防、环境、心理调控等方面多维度干预健康促进，能够实现慢性病预防、前期治疗与控制，成本效益突出。当前令人遗憾的是投向医疗卫生服务费用占比卫生总

① 国务院．国务院关于加快发展体育产业促进体育消费的若干意见 [EB/OL].（2014-10-20）. http://www.gov.cn/zhengce/content/2014-10/20/conten-9152.htm.

费超过 70 %，多数部分投向健康后端工程的突发性疾病治疗，投向慢病预防的费用明显不足。让人倍感困惑的是，卫生总费连年增加，但健康危机并未本质性扭转，反而愈演愈烈，尤其人口老龄化的加剧，国家及个人负担越来越大。大量事实表明，单纯以疾病治疗为中心、单纯依靠医疗卫生单一主体部门的健康促进干预模型，已经不能有效治理我国民众的健康问题。

伴随着全民健康教育体系的完善，健康信息的广泛传播，健康多元主体的积极参与，全民的健康管理预计呈现以“个人健康素养”为根本，积极的“主动向往型”的干预健康模型，尤其是在以“体育非医疗干预”加大健康前端工程的积极投入，围绕体育、医疗两大关键主体，协同健身企业、社会组织、个人多元主体联动，构建主动自力型的健康干预模型，将是维系全民健康最为积极、最为经济的实施策略。

（四）国家治理体系及治理能力现代化推进

健康促进作为社会主义事业的重要构成，在以政府为主体的管理体制和强力保障下，取得了举世瞩目的辉煌成就。伴随着我国社会主义市场经济的快速崛起，社会力量、企业力量快速崛起，民众需求不断升级，单一主体的政府角色以及以行政指令为单一手段的健康促进体制机制，已经无法满足中国健康促进事业发展的新势态，多元主体参与健康促进、寻求健康促进供给侧优化升级之诉求成为推动健康事业由管理走向治理的必由之路。在整个国家治理体系中，体育与医疗、健康、教育等多方深入融合，决定了其必将成为国家治理体系构建和治理能力建设现代化提升的构成之一。

五、“体医结合”的相关概念

（一）运动干预

调查数据显示，世界范围内，有 300 多万人每年因为缺乏锻炼死亡，近 10 年该数据急速上升。2014 年我国第四次国民体质监测报告显示，只有 33.9 % 的国民常运动健身，符合要求锻炼方式的人数更低。全球范围内，高血压、吸烟、高血糖是造成人类死亡的三大原因，而缺乏运动锻炼是第四大死因。关注慢性病问题的同时，作为诱发慢性病的重大原因之一——缺乏运动锻炼也引起了更多关注。同时，作为较早进入老龄化社会的发展中国家，我国将在 2030 年至 2050 年进入老龄化最严峻的阶段。人一旦进入 50 岁以后，骨骼肌质量将以每年 1 %~2 %

的速率流失；50~60 岁后，骨骼肌肌力每年将以 1.5 % 的速率下降，60 岁后将会提升到 3 %。对于老年人来说，抗阻运动是有效的增肌手段，同样的，通过有氧运动能够降低代谢疾病患病率。业界普遍接受运动训练可以预防和控制慢性病、延缓衰老的观点。随着体育和医学领域的融合，人们需要运动干预服务。医学领域率先应用干预（intervention）。20 世纪 60 年代，在国外，心理学开始应用干预手段，为避免咨询人员因为持续的不适应行为，从而实行行为疗法。随后，为治疗教练、运动员的心理问题，竞技体育开始引入心理干预行为，从而达到激发运动潜力，提高竞技成绩的目的。当前，体育健身的地位大幅提升，随着学者不断深入研究，体育领域开始专门使用运动干预一词。

在体育运动方面，运动干预是一个较宽泛的概念，指的是利用不同的体育活动开展健康促进活动，以实现健康。运动干预对健康的作用相对明显。学界从心理学、医学、生理学和社会学的角度开展了许多研究。在运动干预研究中，学者们得出了许多与运动干预等效的术语，最广为人知的是运动、锻炼、体育活动、运动训练。体育锻炼已成为全世界关注的主题。身体活动意为导致身体消耗能量的任何运动。这种体育锻炼是由剧烈的肌肉活动引起的，人们进行活动的方式有许多，例如工作和做家务活。许多研究表明，慢性病的形成和身体衰退与体育锻炼不足以及体育锻炼干预措施不足直接相关。从概念上讲，体育锻炼比体育干预要大得多，但是从功效的角度来看，体育干预更为直观，并且可以促进健康。同时，体育干预是最有效的体育锻炼，因为它以人们实际生活方式为基础。为此，本书将体育干预定义为：通过系统和科学的运动实现健康目标的行为。运动干预分为主动运动和被动运动。主动运动指主观意识控制肌肉的收缩，并完成肌肉工作的能力，从而加强血液循环、加大能量消耗、增加心肺耐力、增强体力。被动运动是指疾病或外伤导致人体暂时或永久失去肢体活动能力的肌肉被动或外在运动，在此过程中，肌肉不消耗能量，但是它们可以放松收缩的肌肉并改善关节的活动性。

（二）运动健康管理的商业模式

20 世纪 90 年代，国内开始出现健康管理的理念。然而，关于健康管理的概念，我国学者的理解也不尽相同。从公共健康服务的角度来看，为改善健康状况，健康管理应运用有效的管理方式，对个人和社会的健康进行改善。从个人生活方式、个人行为和健康意识的角度来看，应运用现代医学成果和管理学方法，有目的、有组织、有计划地提升个人健康情况和生活质量。从健康投资的角度来看，应以健康投资者的需求和健康评估情况为基础，提供连续的、主动的、系统的健康管理服务。健康管理能够全面整治个体和社会群体健康中的不良因素。

近些年，少数社会组织和企业经常使用“健康管理”一词，但尚未为人们熟知。于飞，刘照涌（2013）发表《浅谈运动健康管理》虽然构成了该概念的雏形，但是并没有突出其概念特征。之后，涉及运动健康管理设备主题的内容开始运用运动健康管理，但也没有明确的概念。运动健康管理与纯运动干预之间存在很大差异。体育健康管理是健康管理模块的组成要件，同时成为一项独立的体育服务，在健康促进方面作用突出。因此，阐明其概念对于建立运动健康管理业务模型非常重要。

一言以蔽之，运动健康管理业务是指，为实现消费者目的，整合内部资源、外部商业联盟网络活动，用市场营销、传递价值、整合资源等方式，实现企业盈利。运动健康管理业务模型还需要明确，企业要促进客户的健康目标，采用运动健康管理方法，并采取一系列内部和外部活动来满足客户的健康需求，以实现业务收益。

运动健康管理业务模型意味着公司运用运动干预实现其客户的健康管理。此过程要求公司整合来自许多学科的资源，例如医疗保健、康复和体育指导、付费产品服务，以使服务产生收益。为了扩展运动健康管理业务模型的概念，有必要阐明运动健康管理业务模型具有该业务模型的所有基本属性。要探索该业务模型，还必须考虑业务模型的元素以及它们之间的逻辑关系。由于其提供产品的特殊性，该商业模式具备一些特性。体育保健概念的含义是体育促进健康并实现保健。概念扩展意为用运动干预保健，在健身指导中进行运动指导以及在术后康复中促进运动。这些是运动健康管理的缩影。运动状态的变化会导致不同运动健康问题的产生，而管理人员目前缺乏明确的概念和认识，也没有规范化、系统化的行为。因此，运动健康管理的内涵较广，包括有目的、有意识、持续、规范、系统、运动实施。

运动保健服务是典型的服务行业，是保健行业的一个分支。体育干预被用作实践医疗服务流程的主要产品。故而，将运动健康管理服务商业化时，转变商业模式，可以为其客户提供付费服务，并从中受益。这种商业模式的核心是提供运动保健服务。它的特点是基于体育干预措施提供医疗保健服务，以实现商业利益。

分析运动健康管理的商业模式，应从以下角度来看：第一，商业模式的角度；第二，健康管理的角度；第三，运动健康管理的角度。国民体质情况是体育界重点关注的领域之一。当前，社会经济不断繁荣，科学技术不断更新，与此同时，国民身体素质问题却不容乐观。2014 年 3 月，长城国际心脏病学会议发布《中国人健康大数据》，数据显示：在中国，超过 1 亿人患有高血压高血脂，超过 9 240 万人患有糖尿病，接近 2 亿人体重超重或者患有肥胖症，约 1.2 亿人患有脂肪肝。当前，疾病患病率居高不下。按患病率计算，现在中国每 30 秒就有一个人罹患癌症，每 30 秒就有一个人罹患糖尿病，每 30 秒至少有一个人死于心脑血管疾病。同时，越来越多的年轻人开始患病。然而从实际情况来看，多数人在工作后难以享受到便利的体育资源，大部分人未能重视体育运动并科学认识体育运动。越来越少的体育锻炼、超负荷伏案工作，让都市年轻人处于不健康、亚健康状态。超过 90 % 的白领工作时间远超 8 小时，62.3 % 超过 10 小时，20 % 超过 12 小时，与此相对的是，他们的平均运动时间每周只有 2.61 个小时。业界认为坚持科学运动可以使身体健康，并有效预防慢性病。

更广泛地宣传科学运动，让大众积极参与体育运动，不仅需要专业知识，传播媒介也起着举足轻重的作用。2015 年 4 月 16 日，中央电视台的原创栏目“运动大不同”开播，其宣传健康的运动理念，促进全民健康。自开播以来，引起社会广泛关注。作为国内最大的电视媒体，其宣传方式、传播价值对运动健康管理商业化都具有启发意义。

（三）健康中国

健康中国战略是在新时代背景下，以共建共享全民健康为战略主题，以普及健康生活、优化健康服务、完善健康保障、建设健康环境、发展健康产业为战略任务构建起来的国家战略。同时，新时代健康中国战略还是对党在不同时期卫生与健康事业发展理念的升华，是对党领导人民进行卫生与健康实践的经验总结，是提高人民健康水平的郑重战略部署，是推动实现两个一百年目标的郑重战略选择。作为卫生与健康领域的战略，新时代健康中国战略的提出和确立是基于新时代对卫生与健康事业发展提出新要求的情形下，基于新时代卫生与健康事业发展面临新问题的背景下提出来的。

健康是最宝贵的财富，人人都需要健康，人人都要努力健康，这不但关乎自己，更是一种社会责任和民族责任，因此必须要树立正确的健康观，必须要形成科学正确的健康理念。新时代健康中国战略明确了健康对于小康的责任，这有利于引导人民更加重视自身健康，因为呵护好自身健康也是为社会做贡献的重要表现。新时代健康中国战略倡导的大卫生大健康理念认为，健康除了包括作为主体的人的身体健康、心理健康、精神健康、道德健康、人格健全及社会良好适应，还包括作为客体的社会健康、环境健康等，将社会、环境等作为客体方面的健康纳入其中，强调不仅要在治病上下功夫，更要在防病上做努力，这表明了党和政府保障人民健康的决心。因此，实施健康中国战略，向人们倡导健康的生活习惯和健康的生活方式，逐步将科学的健康理念转化为人民群众追求美好生活的健康智慧，这有助于增强人民健康意识，引导人们形成健康的生活习惯，进而为人们朝着更加美好的生活奋斗提供强大身体素质。

六、“体医结合”的影响因素

（一）相关政策法规亟待完善

众所周知，政策法规对“体医结合”起着非常重要的作用。其一，具有指示作用。它是“体医结合”的指明灯，为其发展方向指明了道路，明确了目标，指导着“体医结合”的前行。其二，具有保障作用。“体医结合”的发展必定不会一帆风顺，肯定会遇到诸多问题和障碍，相关政策法规的确立，犹如手握“尚方宝剑”一般，可以势如破竹，加快其发展进程。其三，具有规范作用。“体医结合”涉及两个不同的领域，两个不同领域在长期的发展中都拥有了一套自我管理、自我发展的机制，相关法律法规的确立，可以明确其任务、规范行为和融合机制。因此，建立明确的法律法规对“体医结合”的顺利开展是非常有必要的。

一些过时的法律、法规也严重阻碍了“体医结合”的发展。国内小型的康复机构很难达到 100 张床位的规模，这就在一定程度上限制了康复产业的规模发展。与此同时，许多县级卫生行政部门对康复师、治疗师有临床经验年限的要求。这使得康复产业发展较为缓慢。康复项目纳入医保的范围还有待扩大。目前运动损伤康复市场价格较高，较低的每小时百元以上，档次较高的每小时 300~800 元。高门槛使得众多消费者对运动康复望而却步，这些都严重影响“体医结合”的发展。如果国家改善相关法律法规，并将更多的运动损伤康复纳入医疗保险，将有助于促进体育和医学的融合。

（二）卫生健康（医疗）部门与体育部门存在壁垒

“体医结合”的发展需要体育部门和卫生健康（医疗）部门携手并进，共同努力。顶层设计已井然有序地进行，然而落到实处，依旧存在诸多的矛盾和碰撞。其中主要体现在以下几个方面：一是存在“部门隔阂”“职责固守”的问题；二是“协调困境”与“分段治理”的问题同时存在；三是面临“政出多门”和“无人问津”的问题。解决这些问题，需要政府部门切实转变行政职能，加强部门职能合理配置。卫生健康（医疗）部门与体育部门虽然都是为了全民健康和“健康中国”的实现不懈努力着，但是两者在职责功能上毕竟存在不同，在职责划分上存在着“分段治理”和“协调困境”的问题。

我国卫生健康（医疗）部门与体育部门分管不同领域，合作与交流较少。在社区层面，虽然一些地区尝试进行了全民健身和社区医疗机构相结合并取得一定成效，但也必须看到在更多的地方，由于所属系统不同，社会体育指导员和社区医生依然处于“各自为政”的局面，短期内无法融合。

在国内，体育与卫生机构间的配合与交流较少，分管的领域并没有交集。从民众的角度出发，医疗与体育联系并不密切，前者是疾病防治，后者是运动锻炼，提高身体素质。体育与医疗卫生之间的关联被人们所忽略，“体医结合”还没有被广泛知晓，导致“体医结合”的推广效果不尽如人意。目前，一些体育与医疗部门开始意识到加强合作与沟通的必要性，并开始实践，但经费激励政策、沟通媒介、具体措施等方面的问题，严重制约了社区公共体育服务的发展。

（三）专业人才队伍建设存在问题

在人才培养方面，“体医结合”应特别强调注重医学和体育教育二者的结合。但当前，“体医融合”人才培养的一个突出矛盾是，除了少数培养机构，中国绝大多数“体医融合”相关专业在建设过程中存在着融合深度欠缺的问题。体育大学无法进行有关体育和医学整合的教学，很难吸引对运动有一定了解的医学专业人士。认知能力和体育技能优秀，但医学实践技能是薄弱的一环，这也是限制体育大学生就业的重要原因。

在全民健身领域，社会体育指导员亟须通过培训提升医学素养。现实状况是，总量近 200 万人的社会体育指导员，虽大多具备一些初步运动处方能力，但能够在实践中顺利开出为民众所接受的比较有效的运动处方的却凤毛麟角。由于没有相关的医学知识和保健知识，因此他们的指导仅是基于运动技能，针对的也多是患有慢性病或其他疾病的人以及有特殊减肥需求的人。因此，将更多的医学要素纳入社会体育指导员的运动处方训练中应该是未来教育改革的重要方面，体育教育与医学教育的紧密结合还有很长的路要走。

虽然我国并没有明文规定体育院校学生不能报考康复治疗师，但由于在人才培养目标和专业课程设置上，医学界的认知并不充分，导致体、医两个领域之间存在严重的壁垒。对于“体医融合”相关专业毕业生来讲，要想取得康复治疗师上岗资格，还需要通过由人力资源和社会保障部和卫健委共同组织的全国卫生专业技术资格考试。但在实践中，有越来越多地区，例如江苏、浙江、广东、四川等都规定体育院校毕业的此类专业学生不能报考康复治疗师考试；更有甚者，在校时已经考取初级证，却不能报考中级证。由于理想中的就业目标难以达成，多数体育院校培养的“体医融合”相关毕业生不得不改行从事了其他“不限专业”的工作。

社区以及全民健身科技创新平台、科学健身指导服务站点，为全民科学健身服务，积极推进“健康中国”建设，应是“体医融合”人才大展拳脚的广阔天地。但现实问题是，多数社区并无此类岗位设置，而全民健身科技创新平台、科学健身指导服务站点的建设才刚刚启动，还不足以吸纳大量人才。为生计考量，当前，该类人才只能被迫另谋职业。

目前体育和医学专业组合的实习覆盖率要求有待提高。体育院校“体医融合”专业面临的主要问题是缺乏医学院校的医疗设备、实验环境和诊治对象，实习条件常常捉襟见肘；医学院校“体医融合”专业面临的主要问题是很难在体育系统之内谋取实习的机会。总体而言，体育院校是实习硬件条件和实习机会都欠缺，而医学院校则是在医疗系统之外难觅实习机会。

（四）国民体质监控体系需要完善

国民体质监测通过科学的方法以及手段对测试者身体各项机能进行测试，通过测试了解人的健康状况，为今后健康、科学的锻炼提供科学指导意见。然而多数的国民体质监测站点是为了任务而监测，不能积极主动地为百姓进行健康指导。据了解，在浙江省 28 个健身指导站中，只有 15 个站点能每年完成三次以上的社区和基层的健身指导活动，11 个监测站通过两种以上的途径开展监测宣传。大多数的监测站点则是一年一次完成地区国民体质测试，经过数据的分析与处理，出具一份健康报告，其包含简单的健康指导也就是运动处方。

（五）“体医结合”的科学化有待加强

“体医结合”运动处方的开具需要病人详细的体质数据，而现阶段国民体质监测项目依旧是身高、体重、肺活量、台阶测试、1 分钟仰卧起坐（女）、俯卧撑（男）、纵跳、坐位体前屈、选择反应时、闭眼单脚站立等，虽然能反映出群众的身体健康状态，但是缺乏对人体更加细致的关注。

社会上某些地区为了取得良好政绩，将体质监测实际数据存留在手，上报虚假数据。“漂亮的体质监测数据”虽然给我国合格体质数据“锦上添花”，但却为我国开展运动风险评估、建立国民体质健康监测大数据库，以及科学地指导全民科学健身和运动康复带来较大的隐患。

第二节　老年人“体医结合”的必要性及意义

本节以典型的老年人步态矫正和常见老年疾病糖尿病的“体医结合”为例，来说明老年人“体医结合”的必要性和意义。

一、社区老年人步态矫正的“体医结合”

步态是指人类行走时所表现出来的外在形态，以及走路时所有的肢体动作。步态异常是指行走时外在形态与肢体动作出现障碍与病变。步态矫正是指通过生物力学和运动学手段，对具有步态异常的人进行分析诊断，并对其异常或病理状态进行矫正，以达到预防和改善足踝部损伤的目的。

（一）老年人步态特征及训练

步行是在保证身体稳定性的前提下，通过肢体的重复运动使身体向前移动的运动，身体前进过程中，一侧下肢起移动性支撑功能，对侧下肢通过自身向前移动称为下一个新的支撑点，随后，两侧下肢的动作交替进行。单侧下肢完成这些功能活动的一个单独序列被称为一个步态周期，每一个步态周期都分为支撑相和摆动相两部分，其中，支撑相约占整个步态周期的 60 %，摆动相约占整个步态周期的 40 %，不同步行速度的支撑相和摆动相的精准时间占比不同，支撑相分为初始着地、承重反应期、支撑相中期、支撑相末期和摆动前期 5 个阶段，足与地面接触时，地面反作用力矢量在足底的端点称为压力中心，跟踪支撑相中瞬时压力中心的轨迹，可以确定身体的前进方式；体重对支撑足产生的压力除以接触面积称为压力（每单位面积），足底压力和步速、地形和不同行走方式有关。摆动相分为摆动相早期、摆动相中期和摆动相末期三个阶段。步行过程中，每一序列的动作都涉及一系列两个多节段下肢和整个身体之间的多重相互作用，评价步态的特征对足功能性评价具有重要意义。

老年人作为易产生健康问题的人群，其正常生活和自理能力需要正常行走做保障，绝对肌力及肌肉周围的韧带等辅助结构弹性的下降，使得老年人存在着行走稳定性下降、步幅减小等表现。不正常的步态是老年人跌倒损伤的重要原因，探究其发生的内涵对老年人的健康生活有重要意义。研究表明，年龄的增长使得老年人身体的各项功能都出现增龄性衰退，增大了老年人行走过程中足跟、足弓的负荷，老年人行走时支撑相足部与支撑面的接触面积变小是老年人行走稳定性下降的重要原因，70 岁之后老年人行走过程中足功能下降明显。运动功能的衰退，导致老年人平衡和协调能力等下降，老年人通过“外八字”的走路方式增加行走时的平衡性，“外八字”步姿很容易造成足的过度内翻，进而损伤踝关节，除此之外性别、年龄、身高、体重、服药种类、手握力等因素也会对老年人常速行走步态特征产生一定的影响，及时矫正老年人不正常的步态有利于减少老年人生活中意外跌倒产生的不必要麻烦。

对老年人足底压力的研究表明，70、80 岁组老年人行走时足跟、足弓部位负荷明显增大，且因行走时稳定性下降产生的“外八字”步姿在足着地阶段足跟外侧冲量高于足跟内侧，产生足内翻；在器械方面，长期穿戴矫形鞋垫可增加跖屈力量，有利于外侧纵弓的支撑作用，并对减轻踝关节外翻程度有一定积极作用，选择支撑和控制性能较好的鞋或佩戴矫形鞋垫可以辅助提高老年人行走时足的功能；在外界环境方面，由于地形对足底压力的影响，在社区道路、花园和广场等公共场所，为老年人精细化设计适合老年人步行的安全、便捷、舒适的出行环境和步行系统，也可以有效干预老年人的异常步态；在老年人自身方面，由于老年人行走干预的敏感时期为 60 岁，在这一时期应加强动态平衡能力的练习，同时对控制足部肌肉进行适量的练习，加强维持足弓的腓侧韧带强度，可以有效地延缓足功能的衰老，矫正异常步态。

（二）社区老年人实行“体医结合”策略的效果

有步态异常的 65 岁老年人，经过适当的体育运动后，老年人的步长、步频、步速、步宽、步行周期、双腿并拢、单腿站立、坐位体前屈以及由坐到站等方面具有一定进步；BMI 方面统计数据时发现，经过体育运动老年人在体重方面都有所降低。因此，科学适当的体育锻炼，能够改善老年人的健康状况，对于老年人灵敏素质、耐力素质、柔韧素质、平衡能力和肌肉力量等方面有所提高，不仅纠正了老年人日常生活中不正确的行走姿势，提高了他们的步行效率，还使他们整体的健康水平有所提高，降低某些疾病的发病率，有助于增强他们参与运动的信心和培养日常运动的习惯。

二、II型糖尿病老年患者“体医结合”的治疗

（一）糖尿病概述

1. 定义与分型

糖尿病（DM）是一组由胰岛素分泌有不足或胰岛素作用有缺陷或二者均有而引起的代谢性慢性疾病，以血糖升高为主要特征。在糖尿病状态下，就算均符合特定的血糖诊断标准，其严重程度及初始临床表现也会差别甚大。持续性的高血糖不仅会导致机体功能紊乱，还会带来诸多影响生命的并发症，因此世界各国对于糖尿病防治的研究早已达成了合作共识。

1998 年世界卫生组织正式推出了国际公认的四种糖尿病分型：①Ⅰ型糖尿病（T1DM），主要是由于胰岛 β 细胞损伤导致胰岛素绝对缺乏而引起；②Ⅱ型糖尿病（T2DM），是糖尿病中最常见、患病人数最多的一种类型，致病机制主要是不同程度的胰岛素分泌不足和伴胰岛素抵抗；③其他特殊类型的糖尿病如胰岛素作用中的遗传缺陷、β 细胞功能遗传缺陷、胰腺外分泌病变等；④妊娠糖尿病（GDM），女性在妊娠时初次发现的高血糖症有两种情况，一是血糖水平轻微升高的妊娠糖尿病，二是血糖水平显著升高的妊娠期高血糖症，据统计，75 %~90 % 的妊娠期高血糖病例属于妊娠糖尿病。但近百年来人们对于糖尿病的分型的讨论与修订从未停止，但目前广为大众所接受的糖尿病类型主要是Ⅰ型糖尿病、Ⅱ型糖尿病、妊娠糖尿病三种，也是学者进行深入研究分析的重点领域。

2. 糖尿病流行病学

据国际糖尿病联盟（IDF）最新发布的糖尿病概览（第八版）数据统计显示，2017 年，全球共有约 4.25 亿成年人（20~79 岁）患有糖尿病，这意味着每 11 位成年人中就有 1 名糖尿病患者，糖尿病患病率高达 8.8 %。值得一提的是，IDF 糖尿病概览两年颁布一次，与 2015 年发布的第七版相比，全球共增加了一千万的成年糖尿病患者。若不加干预，据估计到 2045 年，全球将有 6.29 亿成年人患有糖尿病，每 10 名成年人中就有 1 人患糖尿病。此外，在目前的 4.25 亿糖尿病患者中有 2.12 亿人未被诊断，即 50 % 的患者还未知自己的“糖人”身份，糖尿病诊断率越来越低，而糖尿病相关医疗支出却持续增多。2017 年，IDF 评估全球糖尿病总医疗支出达到 7 270 亿美元，与 2015 年估算相比增长了 8 %，到 2045 年，糖尿病相关医疗费用将突破 7 760 亿美元。

据 IDF 统计，2017 年我国的糖尿病患病人数高达 1.14 亿人，位列全球第一，糖尿病的相关健康支出也高达 1 100 亿国际元，高居全球第二。近四十年来，我

国共计开展了7次全国性糖尿病流行病学调查，数据显示我国糖尿病发病率从首次到目前最后一次调查增长超过10倍，其中2010年糖尿病患病率更是达到了11.6%。不论是早年的几次大规模调查还是近两次中国疾病预防控制中心公共卫生学院的调查均显示我国糖尿病患病率逐年增加，尤其是近几年患病率骤升，发展趋势不容乐观（2010年糖化血红蛋白（HbAIc）测量源于毛细血管并加以计算转换，而2013年直接源于静脉血，这可能是两次调查差异的原因之一），在这些人群中，老年人的发病概率是最大的，老年人是糖尿病发病的重灾区。人们生活水平提高、营养物质摄入增加、工作节奏加快、不良生活习惯增多、对慢性病重视程度增强、糖尿病前期筛查深入等是患病率增加的部分原因。

2017年6月胡永华与王临虹教授的研究显示我国成年人糖尿病患病率已与美国2011—2012年成人糖尿病患病水平相差甚小（12%~14%），但知晓率（36.5%）、治疗率（32.2%）和控制率（49.2%）却远远低于发达国家水平，这提示我国在对糖尿病患者的发现、规范管理以及有效控制等方面亟待加强。民众普遍缺乏预防控制糖尿病的意识、知识和技能，糖尿病患者接受治疗的依从性不足，且存在大量误区，同时老年人对糖尿病的认识不足，也表明我国在糖尿病患者的发现、规范管理以及有效控制等方面亟待加强，有效预防糖尿病的发生是亟待解决且意义重大之事。

3. 糖尿病的危害

（1）急慢性并发症

糖尿病作为一种慢性代谢疾病对人体造成的危害不仅仅源于自身带来的代谢水平紊乱，还会造成各种并发症的产生。糖尿病并发症的发生类型主要有急性、慢性并发症两种，有很多严重患者会同时合并多种并发症。其中，急性并发症主要有糖尿病酮症酸中毒、糖尿病高渗性非酮症、糖尿病乳酸性酸中毒等；而慢性并发症主要包括微血管病变如视网膜病变、肾脏病变、神经病变等，大血管病变如冠心病、脑血管病以及外周血管病。有研究表明，糖尿病并发症的发生才是导致糖尿病患者死亡率增加的“罪魁祸首”，其中糖尿病肾病和糖尿病酮症酸中毒是风险最高的死因。同时，糖尿病患者心脑血管疾病的风险也比其他人群多4倍，在最新的世界糖尿病概览中也提到了糖尿病肾脏并发症和心血管并发症是导致糖尿病患者死亡的关键原因。也有学者调查过，我国Ⅱ型糖尿病患者中大于五成患有至少一种并发症，有三成以上患有糖尿病心血管并发症。著名的大庆研究随访23年后发现，我国近一半的糖尿病患者死于心血管疾病，对于糖尿病的治疗面临巨大挑战。Ⅱ型糖尿病患者并发症高发率和高死亡风险提示我们，如果不尽早引起重视进行控制，会导致糖尿病患者频繁入院，带来沉重身心经济负担，还会大大提升濒临死亡的生命危险。

Ⅱ型糖尿病在老龄人群中更为流行。20~39 岁人群患病率为 2.4 %，65 岁以上老年人增加为 21.6 %。2010 年，在 60 岁以上人群的死因中，糖尿病的疾病负担排在第 4 位 [6 640 万 DALY，全球疾病负担以伤残调整生命年（disability-adjusted life year，DALY）负担为单位进行测量]。预计至 2030 年，糖尿病的疾病负担将增加 96 %。糖尿病的患病率随年龄增长急剧升高。糖尿病的患病率由 1994 年的 5.1 % 急剧升高至 2002 年的 6.5 %，其中老年人的增长最快。我国在 2007—2008 年进行的糖尿病筛查中，20~39 岁人群的糖尿病患病率为 3.2 %，60 岁以上人群为 20.4 %。

（2）沉重的经济生活负担

糖尿病的发生不仅给患者带来了身心疾苦，还造成了社会和家庭沉重的经济费用负担。这种经济压力不仅包括糖尿病本身及其衍生并发症产生的药物治疗和非药物治疗的费用、吃住行等相关生活支出，还包括无形中的间接支出，如患有糖尿病后造成患者辞职失业等生活变化导致患者及家属的收入直线下降，生活质量得不到保证，而带给患者自身以及亲人家庭的心理压力精神负担更是难以用数据统计和量化的。

全球糖尿病经济负担呈现逐年加重趋势，2010 年全球近 200 个国家和地区的糖尿病经济总支出达到了 3 760 亿元，超过全球总健康消费的 10 %，其中美国为糖尿病经济开销比例最高的国家，每年用于糖尿病治疗的人均费用稳定增加。而我国也和全球大部分地区的糖尿病高负担经济趋势相同，有研究统计早在 20 世纪 90 年代，我国糖尿病相关间接经济损失就已经达到 42 亿元，住院治疗所造成的直接经济费用超过了 21 亿元。2015 年，我国糖尿病医疗支出仅次于美国位居全球第二，2017 年又同比增长了 8 %，成年人的糖尿病相关支出费用就已经增加到了 7 270 亿美元，这些巨额数字不仅体现出我国持续飙升的糖尿病发病率和医疗支出，在患者饱受身心折磨的同时也揭示出政府面临的巨大财政压力。

（二）运动对糖尿病的效果研究

1. 健身气功对Ⅱ型糖尿病效果的研究

2003 年 2 月，健身气功已被国家体育总局确立为第 97 个体育运动项目，目前主要流行的健身气功有 9 种，包括：马王堆导引术、导引养生功十二法、五禽戏、易筋经、六字诀、八段锦、十二段锦、太极养生杖、大舞。

DingMeng 等人在其“The effects of Qigong on type 2 diabetes mellitus：a systematic review and meta-analysis”① 一文中，对纳入的 21 篇文献进行系统文献综述与 meta 分析，认为气功是一种起源于中国古代的，具有东方文化的身心运动。通过轻度或中度强度的健身气功锻炼，可促进细胞和组织新陈代谢，促进心脏血液回流，改善人体对葡萄糖的吸收，增加靶细胞反应性，提高机体的葡萄糖耐量，促进糖化血红蛋白分解，加速血红蛋白和氧气的结合，并进一步控制血糖，从而减少空腹血糖、糖化血红蛋白和餐后 2 小时血糖水平。有规律的健身气功锻炼可以比其他有氧运动更好地降低糖化血红蛋白，但是在降低空腹血糖和餐后血糖方面并不比其他有氧运动效果好。最后也提出纳入文献在进行 meta 分析时个别文献异质性非常高，只有随机效应模型可用，这可能对结果产生某些混淆影响，且大多数试验都在中国进行；因此，需要更有力的证据来证实气功对非亚洲人群Ⅱ型糖尿病患者的影响。甘油三酯 TG 指标结果，9 篇文献表示经过健身气功的干预，Ⅱ型糖尿病患者的甘油三酯 TG 指标明显降低，具有显著性差异；没有文献表示无显著差异或无任何下降趋势。总胆固醇 TC 指标结果，6 篇文献表示经过健身气功的干预，Ⅱ型糖尿病患者的总胆固醇 TC 指标明显降低，具有显著性差异；2 篇文献结果显示无任何下降趋势。

Yang Hongchang 与其他两位学者在 “Effect of conventional medical treatment plus Qigong exercise on type 2 diabetes mellitus in Chinese patients：a meta-analysis”② 一文中，对纳入的 11 篇文献中 834 名患者进行分析。其中 6 篇文章使用了八段锦，1 篇文章使用了马王堆导引术，还有 4 篇文章没有标明具体的气功。由于空腹血糖跟餐后 2 小时血糖的异质性较大，只能使用随机效应模型；糖化血红蛋白指标用固定效应模型，结果发现通过健身气功干预对Ⅱ型糖尿病患者的糖化血红蛋白、空腹血糖、餐后 2 小时血糖指标的改善具有非常好的效果。血脂方面，经过 meta 分析，发现健身气功的干预对患者的甘油三酯、高密度脂蛋白指标具有非常好的效果，对总胆固醇、低密度脂蛋白指标的改善却没有显著性差异。最后作者也证明健身气功干预可以作为一种补充手段，与常规医学治疗相结合，这对中国Ⅱ型糖尿病患者可以有更好的效果。

---

① MENG D,CHUNYAN W, XIAOSHENG D,et al. The effects of qigong on type 2 diabetes mellitus：a systematic review and meta-analysis[J]. Evidence-Based Complementary and Alternative Medicine，2018，1：1-8.

② HONGCHANG Y, XUEPING W, MIN W.Effect of conventional medical treatment plus Qigong exercise on type 2 diabetes mellitus in Chinese patients：a meta-analysis[J].Journal of Traditional Chinese Medicine，2018，38（2）：167-174.

2. 太极拳对Ⅱ型糖尿病效果的研究

在太极拳的练习中，需要集中注意力，缓慢移动，并保持运动平衡，强度不是那么高，可以使身心得到充分的放松。因此，太极拳适合体质较弱和慢性疾病的老年人，这是一种温和的有氧运动。

Mengyao Chao 等几位学者在 2018 年发表的、“The effects of Tai Chi on type 2 diabetes mellitus：a meta-analysis”①一文中，纳入 14 篇随机对照试验，共有 798 名患者参与了太极对糖尿病的干预，平均年龄范围为 48~64 岁。干预组的所有患者在维持常规用药的同时接受了太极拳干预。7 篇文献采用了 24 式简化太极拳，1 篇文献采用了杨氏 24 式太极，1 篇文章采用了孙氏 20 式太极，1 篇文章采用了林厚生式太极，1 篇文章采用了大元式太极，1 篇文章采用了杨氏太极，另外 2 篇没有报道太极拳类型。太极拳运动干预的频率为每周 3 至 7 次，干预持续时间为 15 至 60 分钟。对照组分为非运动组和其他有氧运动组，包括广场舞、步行。结果指标分析主要包括空腹血糖、糖化血红蛋白、2 小时餐后血糖。结果显示：与非运动相比，太极拳对Ⅱ型糖尿病患者的空腹血糖、糖化血红蛋白、2 小时餐后血糖有显著的下降作用。但是与其他有氧运动相比，包括跑步，走路和跳舞，太极拳对Ⅱ型糖尿病患者的血糖控制没有显示出更好的效果。

3. 健步走、瑜伽对Ⅱ型糖尿病效果的研究

Atikarn Gainey 等人在“Effects of Buddhist walking meditation on glycemic control and vascular function in patients with type 2 diabetes”②一文中，将佛教的冥想加步行训练与传统步行练习进行对比。在泰国招募了 23 例Ⅱ型糖尿病患者，冥想加步行组 12 人，传统步行组 11 人。两组人员进行了为期 12 周的干预，受试者全部在跑步机上进行训练，运动强度为最大心率的 50 %~70 %，每次 30 分钟，每周 3 次。冥想加步行组在进行训练时，集中注意力，每一只脚接触地板时，分别诵念“Budd”和“Dha”。传统步行组正常练习。结果显示两种步行锻炼计划都对降低空腹血糖和改善Ⅱ型糖尿病患者的有氧健康水平产生了有益的影响。冥想加步行组比传统步行在降低糖化血红蛋白更加有效果，同时使动脉硬化程度得到更好的改善，血液皮质醇水平降低也有显著效果。进而得出结论：在

---

① CHAO M, CHUNYAN W, XIAOSHENG D, et al.The effects of Tai Chi on type 2 diabetes mellitus：a meta–analysis[J]. Journal of Diabetes Research，2018，10：1–9.

② GAINEY A, HIMATHONGKAMB T, TANAKA H, et al.Effects of Buddhist walking meditation on glycemic control and vascular function in patients with type 2 diabetes[J].Complementary Therapies in Medicine，2016，26：92–97.

Ⅱ型糖尿病患者中，佛教徒步冥想练习产生了许多有利影响，并优于传统的步行训练。

Venugopal Vijayakumar① 等人招募了 189 名Ⅱ型糖尿病患者和 121 名健康人士，统一进行 10 天的瑜伽练习，每天在早晚各进行 60 分钟的理论加实践课程，并且在第一天与第十天进行前后测试空腹血糖指标。结果显示Ⅱ型糖尿病患者在晚上训练时检测出来的空腹血糖指标显著高于早晨训练。同样，在健康人士中，女性的空腹血糖显著降低，但是男性没有显著变化。最终认为：在晚上练习瑜伽时，FPG 水平的降低比早晨好，并且女性的血糖水平比男性更好。

（三）综合运动干预对Ⅱ型糖尿病患者各项指标影响

1. 综合运动干预对Ⅱ型糖尿病患者身体形态的影响

经研究发现综合运动干预后，大部分老年患者的 BMI、体脂率及腰围指标与基线水平相比均出现了下降，其中老年女性体脂率和腰围明显下降，这说明体医结合模式下的个性化运动处方、登山杖健步走活动及健康教育的多手段综合运动干预改善了Ⅱ型糖尿病患者的身体形态，降低了Ⅱ型糖尿病患者腹型肥胖的程度。其中老年女性体脂率和腰围下降更明显的原因可能是由于相较于老年男性，女性的肌肉本就相对较少，脂肪含量占身体体重的比重更高，也更容易发生腹型肥胖。因此长期以有氧运动为基础的多形式运动干预对于肌肉含量较少，脂肪含量较多的老年女性群体改善可能相对更明显，减脂效果更好。

2. 综合运动干预对老年Ⅱ型糖尿病患者血糖水平的影响

空腹血糖是指至少 8 小时没有热量摄入的血糖，一般指过夜空腹血糖。监测空腹血糖可以排除相关影响因素，检验药物疗效，最真实地反映血糖控制情况。理想的空腹血糖值在 4.4~6.1mmol/l，若空腹血糖在 6.1~7.0mmol/l，需要加强血糖控制，若空腹血糖超过 7.0mmol/l 说明血糖控制差，需要调整。

吕家爱等人② 采用体医结合模式对上海市金山区某社区卫生服务中心的 76 名糖尿病患者进行了为期半年每周三次的运动干预，干预结束后运动干预组较常规用药组患者的空腹血糖和糖化血红蛋白水平均产生了明显下降，证明了医学基础上的综合运动管理对于患者的降糖效果显著。

---

① VIJAYAKUMAR V, MOOVENTHAN A, RAGHURAM N.Influence of time of yoga practice and gender differences on blood glucose levels in type 2 diabetes mellitus and normal healthy adults[J]. Explore，2018，14（4）：283–288.

② 吕家爱，陈德喜 . 体医结合模式运动干预对糖尿病患者控制效果评估 [J]. 公共卫预防医学，2016，27（3）：88–90.

让老年患者进行一定强度的有氧运动可以增加人体能量消耗，减少了脂肪，使得肌肉体积更大，肌力更强，更利于肌肉组织对葡萄糖的有效利用。并且，运动锻炼可增加肌细胞和脂肪细胞膜上葡萄糖运载体的数量，促进肌细胞和脂肪细胞对葡萄糖的转运和利用，从而提高机体摄取葡萄糖和胰腺分泌胰岛素的能力，使得血糖降低。

3. 综合运动干预对老年Ⅱ型糖尿病患者血脂水平的影响

运动对于血脂具有调节作用，有氧运动能够通过改善代谢关键酶的活性来促进脂肪酸有氧氧化，抑制肝脏脂肪的合成，从而降低机体血脂水平。运用综合管理干预的方式可以实现肥胖合并血脂异常人群的血脂改善，跳绳慢跑等有氧运动对老年Ⅱ型糖尿病前期人群的脂代谢调节具有显著作用，且降脂效果与运动的强度和时间具有相关性。通过采取社区管理与运动干预的联合模式对老年Ⅱ型糖尿病患者进行了为期半年的跟踪实验后证明以运动为主的综合模式对于控制老年Ⅱ型糖尿病患者的血脂水平具有积极效果，另外，社区医院长时间的持续运动干预是值得推广的老年Ⅱ型糖尿病患者的管理模式。

第三节　老年人“体医结合”的多元主体协同治理

一、多元主体协同治理的相关概念

（一）协同治理

从“协同”的概念和“治理”的理论视角来看，协同治理是在社会多元主体的愿景下，运用公共权力、合理规制、科学方法，以集体合作的治理模式，管理公共事务，最终增进公共福祉的过程。协同治理的理念昭示着，政府部门的单一主体发生了本质性的角色变化，市场组织、社会组织及社会公众都可以参与到社会公共事务管理中来，民主化、有限权、权利配置得以充分体现；多元主体能够进行深层次协作，且主体间不再存在控制和依附的关系。这种合作模式充分发挥各个要素的资源，发挥子系统功能最大化，产生“1+1>2”的整体效果，实现社会公共利益最大化；且这种模式并未降低治理的权威性，反而一定程度上提升了主体意识，多元主体能够在互动中加深认识，强化责任担当观念，获得更为理想的社会治理效果。而协同治理是对治理的相关资源、要素、成果等的高效集合，通过破除治理主体之间的隔阂与壁垒，最大化释放资本、技术、信息等治理资源效能，进行通盘整合和合理流动，实现责任分担与资源共享，减少资源的分散、损耗和重叠，促进治理效率提升。

（二）多元主体协同治理

多元主体协同治理是由“多元主体”与“协同治理”两个词语组成，其基本含义是多个主体通过协同的作用方式来达成治理的目标。基于协同学理论的视角，多元主体协同治理强调“多元主体”的协同目标达成度以及主体间协同机制的合理有效性。传统的管理是在相关封闭和单向度的组织体系中，受制于观念、体制、权威、强制等条件，无法充分调动不同主体之间的资源、信息、技术和优势，造成管理效率不高。而多元主体协同治理关注社会的持续发展、社会公共利益最大化，顶层政府部门和地方政府机构通力合作，跨界、跨区域合作以及对国家公共利益的维系。为了上述目标的实现，最基本的前提条件是权力在多元主体间的合理配置、运行和制约。因此，多元主体协同治理概念是：在现有规制体系下，为了实现公共利益的目标，政府、市场、社会等多元主体通过协商，化解冲突和矛盾，持续的共同治理公共事务的过程。

（三）体医结合协同治理

基于体医结合和协同治理的含义，体医结合协同治理是协同治理理论在体医结合领域的实践应用，是一种跨阶层、跨部门、跨组织的横向治理格局，是由政府部门、健康服务部门、社会公众、基层自治组织共同构成治理主体，来协同治理体医结合问题的一种方式。各主体基于共同的价值追求，平等共享治理权利，彼此之间既相互独立，又共生依存。因此，体医结合协同治理的概念界定为：基于健康促进的治理体系，政府主导部门、体育部门、卫生部门、健康服务部门、社会自治组织、社会公民等多元主体，通过法律规范、对话协商、利益制衡、责任传递等治理手段来加强主体间协作与互动，实现体育和医疗业务融合，以达成国民健康促进公共利益最大化。体医结合协同治理要解决的问题可归结为以下几个方面：体医结合理念缺失；体育和医疗管理部门分离；体育和医疗服务服务平台匮乏。其特征可归纳为三个方面：

一是治理主体多元化，政府主导部门、职能管理部门、服务组织、团体组织等多元主体协同，形成新的制度秩序，所涉及维度远远超出传统的某单一主体。

二是治理目标协同，基于健康促进利益最大化的目标需求，政府主体从公平正义的角度进行顶层制度设计来主导体医结合体系；营利组织从市场效率的角度，利用资本引导机制来刺激体医结合技术创新及服务推广；社会组织从社会公益的角度，利用自愿机制来填补政府失效及市场失能。

三是子系统通力协作，从系统论的角度，体医结合的业务构成涵盖疾病预防、疾病非医疗干预、疾病康复、健康体适能、运动医学监督等多个健康服务领域，而该系统的维护，需要围绕体育、医疗两大主体子系统“双轮驱动”，多元主体通力协作。

二、多元主体协同治理的相关理论

（一）善治理论

治理理论的提出是为了弥补政府与市场失灵，在西方社会理论界已经成为最流行的理论范式。但治理也不是万能的，它也内在地存在许多局限。为了克服治理存在的不足，西方学界进一步提出“善治”（Good Governance）概念，得到学者广泛认同。善治意味着更好地治理，良好的治理状态便是善治，是政府主导下，社会有序自治、公民民主参与，三者良性互动中最佳状态地协同社会治理过程。

在俞可平看来，善治是政府与公民对公共事务的合作管理，善治就是要使二者的关系达到一种最佳状态，这是其本质特征。这意味着，善治是一个国家权力向社会回归、还政于民的过程。因此，走向善治，实现现代化治理体系，必须建立一个与经济、政治、文化发展相适应的现代治理体制。俞可平尤其指出善治与善政之间的区别联系，对政府治理的高要求是有一个好的有效的政府叫善政，而在良好的政府治理基础上，善治还要求好的社会治理，是对整个公民社会的高要求。由此可见，要实现真正的善治，就必须有一个健全和成熟的公民社会。

一个国家的治理水平直接反映在社会与国家的关系上，处理好政府与社会的关系是实现善治的关键因素。由此，形成了有关善治的三代理论。

第一代善治理论以“政府治理”为核心，强调政府在公共事务管理中的重要作用，将政府善政理解为善治，以追求有效、良好的政府为目标；第二代善治理论以“社会治理”为核心，强调公民社会组织在公共事务中的主体地位，把社会组织的自治理解为善治，提出社会自治是最有效的治理，主张建设公民社会。第三代善治理论以“公共治理”为核心，强调公共事务公共管理，将除政府外的利益相关体组织起来共同行动，认为国家和社会之间的良性互动就是善治，追求责任共担、利益共享。

俞可平是我国善治理论的代表性人物，是他首先尝试了将善治的中西含义巧妙地结合起来，作出开创性贡献。俞可平颇负格局地将眼光投向整个社会，不拘泥于建设一个好的政府，是结合西方善治与中国国情的完善和升华。在世界银行关于善治六维定义与亚太经济委员会提出的善治八大标准的基础上，俞可平结合中国的现实国情，总结出本土化的善治的十大基本元素，这些元素与善治之间呈正相关关系。

善治的十大要素主要包含[①]：

合法性，指的是治理主体被自觉服从和认可的状态，这种状态赋予主体以治理的合法性，由此带动公民主动参与公共事务的管理。

法治，即法律是公共政治管理的最高准则，法治是善治的前提，没有法治便无法善治，也就没有国家治理的现代化。

透明性，指的是信息的公开度，参与治理的主体都必须保证信息的公平公正公开。

责任性，强调参与治理的主体对自己的行为负责。

回应，要求政府或民间组织都必须及时对公众需求作出反应，及时辨别公民的需求，这里强调的是善治主体的行为动机。

有效性，主要指管理的效率高效有序，为提高治理效率，强调治理主体的行为必须是有效的。

参与，主要指公民参与政治生活和社会生活的管理，强调参与治理主体的多元。

稳定性，主要指国家安定、人民幸福、生活有序等。

廉洁，侧重国家公务人员，不寻租不谋私。

公正，主要指不同阶层、种族、性别、信仰的人都能平等地享受政治、文化、经济权利。

从俞可平总结的十大要素可以看出，政府和公民是实现善治的关键因素。首先，需要政府是一个良好的政府，要有能力和动力走向善治，这些动力或来自非政府组织竞争的压力或来自政府的自觉自知，同时拥有完善的制度为实现善治提供基本可能性。其次，公民参与是极其重要的。善治是一种理想的治理状态，其本质就是国家和社会对社会事务的共同管理，公民的积极参与才是实现善治的重要元素，是实现善治的现实基础。如果没有一个成熟的公民社会，善治将永远都是镜中花水中月。

① 俞可平 . 善政：走向善治的关键 [J]. 当代中国政治研究报告，2004（3）：16-22；5.

（二）协同学理论

德国斯图加特大学的物理学家赫尔曼·哈肯于1967年首次创设“协同学”这一名称，并在1971年与格雷厄姆合作撰文介绍了协同学理论，协同学理论由此产生。赫尔曼·哈肯在研究激光时，发现了存在于激光内部的合作现象，对这一现象进行总结，创设了该理论，该理论也称为“协合学”。协同学理论是一门新兴的横断学科，其适用范围广泛，跨界于社会科学与自然科学。协同学为人们提供了全新的认知理念和思维路径，帮助人们在科学研究、社会治理、经济活动等领域解决相关复杂问题作出了贡献。协同学理论强调系统中各个要素之间的相互竞争与合作，将系统理论中的突变论、控制论、信息论等新的科学理论有机结合起来，汲取耗散结构论的成果，以统计学与动力学等为研究方法，以“类比”同类现象的思维方式，研究系统从无序到有序的变化规律，研究的对象涵盖众多的社会现象中的各个系统及其子系统。在人类社会和自然环境中，存在着众多系统，每一个系统在开放的状态下，可以分解为多个要素或子系统。而系统的特征、功能及结构并不同于其构成要素或子系统的特征、功能及结构的简单叠加，这便是系统功效与其内部协同的复杂关系。

协同学理论的两个概念序参量和自组织是协同学理论的核心概念，这两个概念及其延伸形成协同学深刻而内涵丰富的理论构成。哈肯运用朗道相变理论中的序参量概念作为理论指导，来解决自组织问题。哈肯指出，序参量是众多数量的子系统集体运行中的宏观参量，这一参量能够表达系统的整体行为，正是基于以上缘由，序参量被作为宏观参量引入系统之中，并且在系统演进的过程中，序参量能够对系统新结构的形成作出贡献。换个角度而言，序参量是在系统内部众多数量的子系统之间的竞争与协同过程中产生，同时序参量的形成对整个系统起到役使或支配子系统的作用，由此在整个协同的演进中起到重要的影响。所以，序参量衡量和反映着整个系统的子系统合作产生的效果，其表征子系统在协同运行中的参与程度，表达系统的有序类型与结构。在系统整体的运行中，众多的序参量在其竞争与合作的关系中，推动系统的有序演进。自组织是协同学理论的另外一个核心概念。基于系统学与物理学的视角，整体可划分为“有组织”和“基本没有组织”两种类型。相互联系的众多子系统所构成的整体，即为有组织的整体，这种整体表现出两种形式，一种形式的整体是其子系统能够自主完成相互作用与联系，另一种形式的整体是各子系统在某种外来机制的影响下发生相互作用。在第一种系统中，其变化是自组织发生的，外部因素的变化仅仅是促进其变化的诱发原因。在自然环境中，存在的大量系统自组织的现象。在化学反应中，假如外在条件发生了变化，则反应系统也会随之改变。如果向系统提供某种能量，则系统会随即反映出新的特性，也可能会自组织地显现出新颖的宏观特征，即为脱离微观混沌，展现为宏观有序。自组织系统兼顾自生性和内在性的特性，当系统在没有受到外部指令的影响时，它的内部各子系统能够依据某种规则，形成系统特有的功能或者结构。而自组织系统演进依赖以下必要的条件：非线性反馈的动力学机制；远离平衡态；与外界进行能量、物质及信息交换的开放状态。

（三）健康促进理论

1. 健康促进的定义和分类

世界卫生组织对健康促进的定义是“促使人们维护和提高自身健康的全过程，是协调人类与环境的战略，它规定了个人与社会对健康各自所负的责任”①。

广义的健康促进是从社会发展层面（经济、生产力、文化等）和社会医学的高度将健康促进视为改变影响健康的社会决定因素、增进健康的总体战略。它由国家和政府主导顶层设计与策划，调动、协调各方，整合各类资源，统筹规划，全面推进。广义的健康促进实际上是指健康治理，也可以认为是健康中国的另一种表述形式。通常将临床医疗、公共卫生等从广义健康促进中专门提出来阐述。

狭义的健康促进把健康促进看作是公共健康领域的一项具体工作策略，主要由卫生体系人员倡导并积极协调和操作，是卫生体系人员维护公众健康的工作策略及思维模式。强调在维护公众健康的具体工作中要制定有利于健康的政策。目前专业书籍中所表述的“健康促进”实际上是狭义的健康促进。

2. 健康促进理论的兴起

20 世纪 70 年代以前，医疗卫生理念仍以“疾病治疗”为中心，基于机体的生物功能机制，治疗和预防疾病。着重以疾病治疗为中心的生物医学模式，一定程度上忽视了社会的公正和平等，也忽略了非医疗干预部门的积极作用。20 世纪 70 年代初，生活方式及生活水平变化，疾病谱系发生根本性改变，在疾病预防、治疗及康复方面，生物学的手段越发显得“苍白无力”，学者开始强调人们行为和生活方式改变，关注非医疗部门及多重手段对人类健康的干预。1979 年，美国卫生与公共服务部发布了《国民健康：健康促进与疾病预防报告》，随后，又牵头颁布系列《健康公民》计划，认为进一步改善美国人民健康不仅仅是增加医疗

① WHO，Health topics Health promotion[EB/OL].[2016-06-20].https://www.who.int/health-topics/health-promotion.

照顾和经费开支，而是国家进一步努力做好疾病预防及健康促进工作。运动健康促进、行为危险因素等观点的提出大大超越了生物学预防与治疗的范围，大大拓展了医学理论的范畴，教育、体育、行为改变、政策理论等成为健康教育与健康促进的新视野。20 世纪 80 年代以来，人们意识到社会与自然环境因素很大程度上成为人类行为与生活方式改善的核心制约，因而，在此背景下，健康促进理念及其理论快速发展起来。健康促进理论围绕着“人类健康”为中心，强调人类发展的中心地位，整个国家是实现“全民健康”的关键，而不仅仅是单一的卫生部门担当所有义务。于是，人们开始重视社会、团体、市场组织和个人等不同主体的参与，即政府政策、健康教育、价值观念等环境支持，个人自我健康行为与促进行为有机协同，形成合力，共同参与全民健康事业。由此，健康教育的内涵得到进一步的丰富，其不仅仅涵盖健康教育与传播、社区健康教育活动，还包括疾病预防服务、行政干预措施以及社会支持体系等促进社会和社区健康为目标的多主体行为。囊括以上新的概念就产生了——健康促进。其含义比健康教育更为广泛，涵盖健康教育及能够促使个人行为、社会环境改变的政策、组织、团体、经济支持等各项策略。健康促进是一个更为社会化的概念，关注社会、政府部门与个人等多元主体对促进健康而承担的责任与义务以及实施的行动与采取的策略。

3. 健康促进的策略

发轫于《渥太华宪章》，健康促进理论的雏形初步形成，由此，《渥太华宪章》成为健康促进理论发展的里程碑。宣言明示：“健康是日常生活的资源而不是生活的目标”①。健康促进的认识被扩展到更大范围，打破了对造成疾病的某些危险因素的局限认识，健康促进关系到全民的健康，涵盖日常生活的方方面面。对此，《渥太华宪章》指出了健康促进的 5 大策略，成为健康促进的理论核心。

制定健康的公共政策。健康促进超越传统卫生保健的范畴，它强调了政府决策对健康问题的影响，重申政府在促进民众健康中的责任。制定健康的公共政策包括法令、规章和规范，它在不同层面上都可以制定。第五届全球健康促进大会“国家健康促进行动规划框架”谈到，可获得的工作、资金的保障、足够的住房、保障的食物和获得有利于健康的食物、保障安全的交通、有娱乐和体育锻炼场所等，是制定健康公共政策需要充分考量的要素。

创造支持性环境。即为创设有利于健康的外在条件，以促进人群健康。这种环境包括物质环境、社会经济环境及社会政治环境等。基于社会生态学的视角，人类与其外在环境脉脉相通。一方面，所有健康促进的策略理应关注自然保护，

① 郑频频，史慧静 . 健康促进理论与实践 [M]. 上海：复旦大学出版社，2011：11–14.

创造良好的生态环境及保护自然；另一方面，政府部门应该创设利于健康的社会环境。这种社会环境是一种安全、舒适、愉悦、正义与法治的生活条件和工作氛围。

政府主导部门、多部门合作机构及全体社会成员等广泛参与是营造健康支持性环境的核心主体。在社会环境中，贫穷及不平等是引发以暴力为主要形式的心理失衡现象的本源，所以健康促进理论提倡社会公众“增权”，提倡公共卫生主体、地方政府、部门代表、市场企业等不同主体形成伙伴关系，建立联合行动计划，创造健康的支持性平台。

强化基层社区行动。制定健康的公共政策是“自上而下”的政府决策来维系广泛的公众受益者，而强化社区行为是“自下而上”的公众参与。这一过程最为关键的问题是向公众赋权，让公众能够当家做主，拥有积极参与和控制自我健康的权利，即为对公众及基础社区增权。

4. 我国推行健康促进的有利条件

社会医学的健康社会生态模式认为，虽然个人生活方式对健康有很大的影响，但除自身的因素外，还受到社会、文化等因素的影响。除基因遗传和生活行为外，生态环境、气候变化、社会结构、医疗与健康服务、食品药品等诸多自然和社会因素也是影响人群健康的重要因素。若要改善这些影响因素，需要卫生与健康体系、药品管理、社会保障、财政、教育、科技、环境保护和民政等多部门的共同努力。我国的政治制度和行政体系有“集中力量办大事”的特点，这对于开展全民健康促进是一个很大的优势。中华人民共和国成立初期的“爱国卫生运动”由政府主导、部门合作、社会支持、群众参与的大卫生观念与现代健康促进的理念非常吻合，并取得成功。

三、老年人“体医结合”的多元主体识别

（一）政府主导主体的识别

依据善治理论，政府主导部门在治理目标的实现中有着举足轻重的作用，尤其是在我国推进国家治理体系和治理能力现代化背景下，政府主导主体显得更为关键。党的十八大以来，政府提出把人民健康放在优先发展的地位，“大健康观”成为所有政府行为的导向。在“以人民健康”为中心取代“以疾病”为中心的过程中，体育、医疗共同促进健康成为推进健康中国战略和全民健身战略的实施策略。在政府越来越重视体育防治疾病、健康促进的过程中，加快体医结合，以推

动全民健康事业发展的政府主导主体，具有战略意义和实践意义。政府推动体医结合发展，能够促进广大民众身体素质和健康水平的提高，满足人们最为根本的健康需要，是政府践行“以人民为中心”的具体体现。因此，识别政府主导主体为：体医融合部际联席会议、各级政府成立的体医融合领导小组、体医融合专项任务小组、体医融合协同创新小组等。

（二）体育管理主体的识别

目前，我国体育管理采取的管理体制仍然是举国体制，建立国家体育总局、省市体育局、县区体育局的组织设计。体育管理主体关系到不同层级的体医结合中体育行为的制度设计及运作方式。然而，随着全民健身战略和健康中国战略的深入推进，政府关于体育的价值判断开始转向人民健康需要，体育促进健康成为新时代体育管理主体行为改变的方向。因此，识别体育管理主体为：各级政府的体育局（中心）等职能管理部门。

（三）体育服务主体的识别

体育服务主体一方面是群众性体育组织，亦是依法成立的非营利性社团法人。从中央到地方，建立有中华体育总会、地方政府体育总会、全国各单项体育运动协会及行业系统体育协会。各级的体育组织，其宗旨在于服务于群众体育发展，增强人民体质。另一方面是营利性体育服务机构，随着我国由计划经济向市场经济的转型，加之人们健身需求侧的优化升级，为满足人们多元需要的体育健康服务业也快速发展。营利性体育服务组织是体育服务主体的重要构成。并且，体育服务主体从“单位体育”向“社会体育”转变。因此，识别体育服务主体为：营利性的体育服务企业及提供体育服务的体育事业单位。

（四）卫生管理主体的识别

卫生管理主体是贯彻落实政府主导主体关于卫生健康工作的方针政策和决策的部门主体，我国亦建立有从国家卫生健康委员会到地方卫生健康管理部门的组织构成。在体医结合领域，卫生管理主体行为体现在和体育管理主体协同，拟订国民健康政策，健康服务业的规划、标准等，统筹规划体育、医疗资源配置，指导一定区域内体医结合规划的编制与实施。同时，制定医疗机构、医疗服务行业关于医疗干预手段和非医疗干预手段融合管理办法并监督实施，建立体医结合服务评价和监督管理体系。会同体育管理主体制定并实施运动健康专业技术人员资格标准。制定并组织实施体医结合健康服务规范、标准和运动健康专业技术人员执业规则、服务规范。因此，识别卫生管理主体为：各级政府的卫生健康委员会、卫生局。

（五）医疗服务主体的识别

医疗服务主体是卫生管理主体管理下的医疗服务主体。该主体由专业公共卫生服务网络和城乡医疗服务网格构成。专业公共卫生服务网络涵盖疾病预防控制、健康教育、妇幼保健、精神卫生、应急救治等医疗机构。而城乡医疗服务网格，在城市形成了城市医院（包括省级医院、市级医院及专科医院）相衔接的医疗服务主体，在乡镇形成了县级医院、乡镇医院、村卫生室相链接的三级医疗预防服务主体。其中，公立医院是医疗服务主体的骨干力量，具有重要的基础性地位，在预防人民疾病、增进健康及开展体育健康服务方面具有重要作用。同时，私立医疗服务个体、中外合资、合作医疗机构、外资独立医疗机构等已成为医疗服务主体不可缺失的重要构成，亦发挥着积极的健康促进作用。因此，识别医疗服务主体为：各级医院、提供医学服务的诊疗机构等。

（六）社会公众主体的识别

社会公众是体医结合协同治理主体中最为活跃的主体构成，亦是体医结合协同治理的参与者和受益者。随着社会主要矛盾的变化，社会公众对美好生活以新的期待，不仅仅是对物质生活的美好向往，还有对精神生活的美好追求；不仅仅是现有美好生活的满足，还有对高质量、高水平境界的追求。要实现美好生活，需要社会公众的身体健康作为基础保障。一方面，社会公众行为追求健康的未病状态，对体育健康需求与日俱增，不仅仅是体育健康服务的需求总量快速增加，而且对体育健康服务质量的需求不断升级，并表现出个性化、多元化趋向。另一方面，追求临床状态的康复效果和康复的便捷性、经济性，且社会公众行为的主动意愿不断提升。因此，识别社会公众主体为：参与社会活动的民众群体或者个人。

四、老年人“体医结合”多元主体协同的基础

体医结合亦可指多个部门行业的技术资源融合，协同促进人民健康发展，各个部门和地区可共享这些基础性技术。随着体医结合研究的深入，其共享内容已不单单指技术共享。体医结合发展要求我们要促使各要素之间跨地域流通，实现“开放”和“共享”。由最开始的技术共享到最后的管理方式、基础设施等要素的

共享。为实现上述目标：①要实现体医结合技术创新和共享，一方面要完善与体医发展规模、资金支持和技术发展密切相关的仪器设备等基础设施，另一方面要完善信息库的建设，在城区实现人群全覆盖，个人信息情况可以随时在网络共享；②要能够实现体医与其他行业的技术、管理、资金等资源共享，体医在其发展中一直处于弱势状态，我们可以通过平台内部共享，渗透到体医结合的其他领域，实现技术管理创新发展，从而带动体医结合产业发生新的变化和创新。

五、老年人“体医结合”多元主体协同的框架

老年人体医结合的多元主体协同治理推进机制的框架：

一是借鉴国外发达国家的成功经验。以美国为代表的发达国家走在体医结合协同治理的前列，通过多年体医结合战略实践，构建了相对完善的协同治理体系。因此，应对代表性发达国家体医结合多元主体协同治理的渊源及发展历程进行分析，借鉴其成功经验，获得启示，进而为构建体医结合多元主体协同治理推进机制提供参考。

二是完善政府主导主体的统筹机制，政府主导主体在体医结合中行为力度越大，体医结合协同效应越高。因此，政府主导主体的统领作用尤为关键，完善政府主导主体的统筹机制，能够最大限度发挥政府主导主体的核心作用，提升体医结合协同效应。

三是深化多元主体的理念认同机制，多元主体对体医结合的理念认同不高，尤其是卫生管理主体、卫生服务主体对体医结合的理念认知度偏低，制约了其体医结合行为发展。因此，应充分发挥理念的认识、指导、激励和文化价值，进而促进理念对行为的引领作用。

四是加强多元主体的部门协同机制，通过对体医结合协同主体的现实研判，体育与医疗主体隶属于不同政府部门管理，各自为政，互不融通，甚至高设壁垒。因此，加强部门多元主体的部门协同，能够为体医结合协同治理提供组织保障。

五是明晰多元主体的责任分担机制，通过先前章节分析表明，以体育、医疗部门作为单方面责任主体，推动体育服务与医疗服务融合发展的能力捉襟见肘。没有多部门配合，体育、卫生等部门既不能承担责任之重，又无法落实责任之初衷。体医结合的责任不仅需要营利性健康服务企业进行分担，而且需要非营利性社会组织进行分担。

六是优化多元主体的资源共享机制。由于体医结合的资源分散于多元主体当

中，多元主体缺乏资源共享与沟通平台，技术、信息、人才等资源还处于各自垄断的局面，无法发挥协同治理的优越性。因此，优化多元主体的资源共享，能够最大限度实现资源的优势互补，提升协同治理协同效应。

七是基于以上机制的分析，构建具体的实现路径，作为体医结合的多元主体协同治理推进机制的进一步深化。

第四章 “体医结合”下老年人健康生活的现实问题

“体医结合”模式在我国已经发展了一段时间，取得了一些成效也暴露了一些问题，老年人“体医结合”的发展困境有哪些，怎样解决这些问题，要走什么样的发展创新路径值得我们思考。

第一节 老年人健康服务与“体医结合”的发展

一、“体医结合”老年健康服务的产生背景和发展现状

老龄化社会导致老年人群持续增多，高血压、骨质疏松老年患者增多。近年来，运动即良药理论在欧美盛行，反映了现代医学对体医结合的认可。运动作为有效的药物复方制剂，能够减轻药物引起的不良反应，缓解慢性疾病的发病机制和症状。“体医结合”的健身模式引导老年人科学、有效地运动，降低运动损伤，养生保健，延年益寿。身体是根本，人们越来越重视身体健康。2016 年 6 月，国务院正式印发《全民健身计划（2016—2020 年）》，旨在提高国民身体素质。体医结合引导人们科学、合理地运动，是促进全民健康的关键途径。

现在，经济社会繁荣发展，人们越来越重视身体状况，“体医结合”健身模式开始发展（图 4-1-1），并取得不错的成绩。

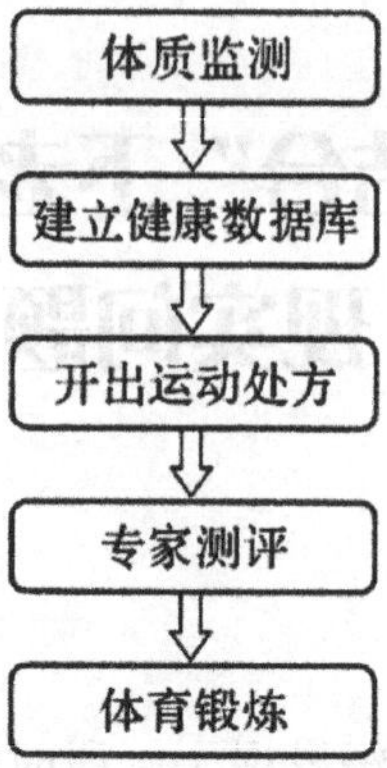

图 4-1-1 “体医结合”健身模式

注：图片来源：邱林飞作．体医融合的全民健身模式研究．杭州：浙江大学出版社，2021.

二、“体医结合”老年健康服务模式的探索

（一）“体医结合”老年健康服务的管理组织构架

社区的环境比较适合提供“体医结合”的老年健康服务，构建高效的管理组织，有效的相关资源，是老年健康服务的重要保障。高效的管理组织在“体医结合”健康促进中扮演重要角色。据了解，体育健康服务一般都通过居委会组织、社区相关体育组织、街道办事处、居民自发体育组织等组织开展。目前街道办事处代表的是上级政府，居委会相当于自治组织，但也受上级政府领导。提供“体医结合”的体育健康服务时，这种条件的限制可能不尽相同，需要相互协调才能使体育与医疗两方面良好结合。

（二）“体医结合”老年健康服务的活动内容构架

“体医结合”健康服务活动都要依托一种媒介，这种活动是实现“体医结合”健康服务的基础。经过资料查阅和考察总结得出，目前“体医结合”的健康服务活动主要有居民体质监测、居民健身指导、居民健身宣传三种形式。这三种健康活动是全民健康战略的重要内容。体质监测是体育和医疗共同监测的，用体育的手段检测体质，用医疗的手段检测疾病问题。居民的健身指导也需要用到医学的知识保障其健身的科学性，同时也要以运动体育的手段进行。这三种活动是小范围最适宜的活动内容。

三、“体医结合”老年健康服务的实现路径

（一）“体医结合”老年健康服务实施的指导思想

国家层面出台公共政策，强化老年健康促进行为，降低各方面的经济成本，推进“健康中国”战略实施。目前，基于体育科学和医学健康促进教育的进步，“体医结合”理论正趋于成熟，其健康促进体系以预防为主、防治结合。其中，“体医结合”的老年健康促进体系以健康促进理论为基础，是推进“健康中国”战略的重要内涵。

（二）“体医结合”老年健康服务实施的难点

目前，针对健康促进不足、健身理论欠缺、主动健身意识薄弱等问题，我国致力于构建“体医结合”健康促进模式，由政府主导、部门协作、全民参与，以增强科学、健康健身指导，加强体育运动，形成科学、健康的生活方式。实行老年健康促进，从过去简单的健康知识传授，转变到强调健康行为的形成。从国家层面来看，目前，老年健康科普教育缺乏系统规划，活动内容、形式不够深入，在健康管理与促进方面的科普效果不大。

（三）“体医结合”老年健康服务实施的具体路径

1. 建设政府主导的“体医结合”老年健康促进体系

目前，有效推进老年健康促进计划需要积极推进老年健康行为的形成与发展模式研究。同时，必须强化政府主导作用。①加强顶层设计：建立国家级工作小组，开展相关政策研究，如省市级卫健委与体育部门成立专门工作小组，建立跨省合作网络平台等；②建立健全常态化机制：建立科学支持基础，增强科学性，将体育科学研究成果与医学健康促进研究结合，转化为老年健康促进科普的教育内容。

2. 完善激励老年人持续实施个人健康促进的公共政策

老年群体的健康促进存在意识薄弱、效果滞后等问题，要想解决上述问题，政府应制定科学、合理的公共政策，形成常态化工作机制，有效引导老年群体开展健康促进，如老年慢性病“体医结合”防治干预工程、老年健康科普教育工程等。

3. 加强体育促进老年健康生活方式与慢性病健康管理

当前，“体医结合”下的健康生活方式与慢性病健康管理研究成为健康促进

研究的两大关键。对此需要：财政支持体育医疗合作项目；在医院设立体育医学服务中心，实行医生与运动营养指导师共同诊疗模式；制订老年疾病预防科普教育计划、健康管理计划等。

4. 强化老年健康促进专业人才队伍培养及行动成效

制订人才专业培养模式，医学基础教育中设置体育医学学科，加强医务人员培训；国家体育总局人力资源中心的社体指导员教育考核体系设置科学锻炼和医学健康内容；强化社区健康促进队伍培训，科学、规范、有效地为社区居民提供健康促进服务与指导。

“体医结合”代表了预防为主的健康促进理念，强身健体与预防、愈后康复融合，可以节约医疗资源。政府应主导“体医结合”实施，以社区卫生管理系统为核心，体育健身与医疗卫生系统共同推进。

第二节　老年人“体医结合”的现状与困境

一、老年人“体医结合”的现状

（一）“体医结合”理念与共识逐步形成

进入21世纪后，特别是随着《“健康中国2030”规划纲要》及一系列相关政策的颁布，“体医结合”理念在政策层面获得了支撑，而一系列相关会议和培训班的举办，则进一步凝聚了共识，为老年人“体医结合”的实施打下了基础。

“体医结合”的发展不仅是卫生健康（医疗）部门和体育部门发展的内在要求，同样也是国家解决当前和长远健康问题不可或缺的手段。为此国家陆续出台了推进“体医结合”的相关政策，促进了老年人“体医结合”的进程。

运动处方作为“体医结合”的一种实践方式日渐被人们所接受，通过医师开具的运动处方，患者可根据其建议进行科学精准的健身活动，通过锻炼达到预防、康复等效果。2014年，运动处方被明确提升至国家层面，同时大力发展运动与康复医学，促进全民健康。2016年，国家陆续出台4个文件，均强调建设健康中国，需要推动“体医结合”的大力发展。相关政策的出台为“体医结合”的发展提供了政策保障，为其发展指出大致的方向，为其理念的深化提供了政策依据。

（二）“体医结合”人才培养初见成效

人才是国家竞争的后续动力，一个国家的潜在竞争力在于其是否拥有源源不断的人才补给。早在1960年，经国家教委和国家体委批准，成都体育学院正式成立了“运动保健系”（后改为运动医学系）。经过近60年的发展，该校已经成为我国最大的运动医学人才培养基地，目前也是我国唯一一所能够授予医学学士学位的体育院校。2016年9月，该校成立我国首家“运动医学与健康学院”。该校将“体医结合”人才的培养贯穿整个学校各类专业的课程设置中，以解决“体医结合”的落地问题。1990年，北京体育师范学院（现首都体育学院）和上海体育学院开始设立体育保健康复专业；2001年，我国部分医药院校开始设立康复治疗学专业。由于契合社会需要，体育和医学结合专业发展，在一定时期受到了越来越多的关注。2004年，北京体育大学设立运动康复与健康专业（后改为运动康复专业），并于2005年正式招生，成为国内首批招收运动康复与健康专业的高校。之后，体育院校和医药院校中开设运动医学或运动康复类专业开始逐渐增多，培养了一批体医结合人才。

（三）“体医结合”实践稳步推进

虽然“体医结合”的相关尝试早已有之，尤其是在竞技体育领域，技术融合已经非常成熟；部分医疗技术比较成熟的体育医院，如四川省骨科医院（原国家体育运动委员会成都运动创伤研究所）、一些专业体育院校的附属体育医院等也面向社会开展医疗康复服务。但总体而言，由于“体医结合”概念从国家政策层面提出的时间还比较短，故而，在一个较大范围内的推进则是2016年《“健康中国2030”规划纲要》颁布实施后。近年来，“体医结合”实践稳步推进，在提高全民身体素质，推进健康中国建设中发挥着越来越大的作用。

（四）新农村老年人“体医结合”现状

1. 新农村老年人“体医结合”制度保障情况

（1）体医结合组织建设制度

政策保障机制是体医结合发展的基本准则，是引导、明确体医结合推进路线的必然保障。组织建设制度将很大程度影响到体医结合服务的具体落实，近年来，国家对健康愈发重视，并多次在政策文件中提及。

在《“健康中国2030”规划纲要》等国家政策方针的号召下，部分农村现已施行健康行动计划，作为推进健康建设的牵头文件，把健康融入政策，展开专项行动，落实健康服务业发展，提高老年人健康水平。但具体政策实施细则、开展路径等还未出台，如何落实到村镇“体医结合”发展中也是亟待解决的难点。

（2）“体医结合”经费保障制度

当前国家公共体育和医疗卫生的经费投入中，都有重点项目的专项资金，而“体医结合”试点工作中，仅靠地方体育彩票公益基金和体育局补助等，经费有限，难以做到大范围的试点。老年人“体医结合”的经费保障制度有待建立。

（3）“体医结合”人才队伍建设制度

由于很多地方高校中并没有涉及运动康复和康复治疗专业，相关人才的培养与引进比较受限。目前，体育部门和医疗部门人才队伍的建设中，仅有全科医生和体育指导员队伍建设偏向于“体医结合”方向，其他多为体育或医疗各自部门单方面的专业人才队伍建设制度，教练员康复技能培训只针对运动训练队，缺乏面向老年群体的康复人才培养，新农村老年人“体医结合”仅靠全科医生和社会体育指导员难以满足健康服务发展需要，因此，当前农村老年人“体医结合”人才队伍建设制度相对滞后。

2. 新农村老年人“体医结合”组织管理情况

组织管理体系的健全是新农村“体医结合”发展的重要保障。目前，体育和医疗两大组织机构互不隶属，业务相互独立，政府对“体医结合”工作缺少统筹管理，所以双方关联度较低，新农村“体医结合”组织管理上必然会出现较大的缺陷。

目前，农村现有的“体医结合”相关的组织机构多为公私合作的，且多集中于乡镇医疗机构的康养中心和康复中心，私立的健康服务业发展数量较少，服务内容较为单一。同时公办与私立服务中心都缺乏与体育部门的协同培训与管理，仅有不多的体质监测中心为体育部门管理且建立在县区，但又缺少了医疗机构的支持。体育与医疗在“体医结合”服务的组织管理中尚未形成协作关系，政府如何发挥主导、协调的作用，怎样鼓励、支持双方合作，是目前新农村“体医结合”组织管理的主要问题。

同时，一些地方为乡村居民建立健康档案村屯占比不低，多数村屯卫生室可以与乡镇卫生院完成对接工作，便于卫生院对村民尤其是老年群体健康的管理与分析。在新农村体育组织管理方面，很多地方均是由村干部兼任，并没有配备过专门的乡村体育机构或体育指导员。由于缺乏体育专业人员，所以各村村干部联合卫生室组织的体质评估以及健身指导没有进行；联合体质评估并未组织；“体医结合”培训上，并未组织相关人员参加上级的培训；居民体育组织方面，乡村体育社团不足；只有少数的村屯进行过全民健身知识的普及。目前，新农村体医服务组织化程度较低，尚未形成行之有效的“体医结合”组织管理体系。另外乡镇政府缺乏对新农村体育和医疗卫生工作的统筹管理，活动组织、人员配备等尚需政府部门的协助。

3. 新农村老年人“体医结合”认知情况

认知是个体认识外界事物，获取知识的信息加工过程。“体医结合”作为新型健康维护模式，提高认知度是有效推行新农村老年人“体医结合”的关键。对“体医结合”认知方面，新农村老年人“体医结合”认知表现不尽如人意。

4. 新农村老年人“体医结合”人才队伍建设情况

目前，乡镇“体医结合”复合型人才较少，乡镇卫生院虽然有配备康复科门诊医生，但多数的康复训练知识技能不够专业，卫生院康复中心需聘请康复治疗师为患者进行康复锻炼。一些农村及村卫生室尚未配有康复治疗师等人员，由于缺少专业培训，具有康复医学知识的社会体育指导员较为欠缺；体质监测中心体医人才配备数较少且位于县区城市，不方便为新农村老年居民服务。

5. 新农村老年人“体医结合”共享平台建设情况

在“体医结合”业务合作共享中，居民健康档案、医疗处方与体质监测数据、体育健身知识等均停留在各自部门的范畴，未实现相关数据信息的合作共享。在慢性病防控、全民健康生活方式普及中虽开展过多部门的业务合作，但都作为宣传和普及工作，并没有真正实现多个部门的业务信息交流。而新农村老年健康档案和体质监测等各地差异较大，多数村屯老年居民体质监测服务未开展，体质数据、健康档案信息等不全面，对各自管理部门无法形成良好反馈，一些地区“体医结合”共享平台尚未建立，且新农村当前状况，也难以建立起体育与医疗或多部门共同管理、分析的共享平台。

6. 新农村老年人“体医结合”资金支持情况

大部分地区“体医结合”相关组织机构的培训经费和基础设施建设经费主要来源于政府财政和上级部门补贴，当前“体医结合”发展经费有限并且渠道单一，由于村卫生室还未建立起“体医结合”康复中心，所以相关基础建设经费未形成，村卫生室人员参加体医培训率很低，且经费同样源于政府财政补贴，多数村屯卫生室没有相应经费，村医“体医结合”相关培训必然不多。值得一提的是，当前并没有建立促进“体医结合”健康服务行业发展的专项资金，这对新农村老年人“体医结合”发展造成了经费困境。

二、老年人“体医结合”发展的问题

（一）科学体育锻炼知识匮乏，过度依赖医疗

我国自20世纪末期以来，医疗卫生事业的发展取得了长足进步，其相关设施配备及其关键领域技术已达到世界先进水平。虽然目前随着社会发展，人们已开始有运动的意识，很多人会在休闲时间选择一定的途径进行健身。但当前老年人甚至是年轻人并不清楚维护自身身心健康需要什么样的运动，对体育与健康的关系还缺乏科学的理解。尤其是现在网络信息发展，很多关于体育锻炼不当而造成的不良后果的新闻时有报道，很多群众对体育锻炼“望而生畏”，出现很多老年人不敢运动、担心运动过度等现象。因此，现实情况就陷入一种矛盾状态中。很多群众已经意识到体育锻炼的重要性，也初步具有了体育运动锻炼的意识，但仍有部分老年人并不清楚促进自身健康需要什么样的体育运动或是达到什么样的体育强度，因此，老年人的运动缺乏针对性，比如都选择慢跑、走路、广场舞等相对安全的方式。部分老年人运动中也缺少相应的防护措施，缺乏一定的运动常识，反而对身体造成不必要的伤害。特别是老年人很可能患有某些慢性病如高血压、糖尿病等，如何科学锻炼对他们而言是一个大问题。安全起见，很多老年人有时过度依赖医疗作用，不敢运动或者不知道如何运动。

当然，造成这种现象的原因，是在体育锻炼时，很多的老年人受限于财力，大都选择免费的大众运动器材进行锻炼，或者有些即使选择了康复中心或者某些健身机构，也难以找到适合的专业的体育指导员，大都盲目地进行体育锻炼，因而在一些情况下频率明显不足，影响了体育锻炼的效果，甚至可能会对身体造成伤害，使得部分人误会体育对于促进身体健康的效果，反而对体育运动的价值产生误解。

“体医结合”看似简单，但真正实现体育与医疗的融合，其实任重而道远，特别是我国长久以来体育与医疗各自为政，作为体育人，我们深知只有通过科学的体育锻炼，才能有效地促进身心健康发展，提高健康水平，但是我们也必须认识到，患有某些慢性病群体、老年人群的锻炼强度、方式以及频率不同。所以这就需要我们体育人增强医疗康复水平、体育康复学科的研究，在体育专业中加强医疗卫生的相关知识学习，研究和开发针对不同个体的不同锻炼方法、手段与强度等，以帮助不同的人群找到适合自己的科学的体育锻炼途径。

医疗的作用不言而喻，但是要想真正地做到健康，除必要的医疗支持外，其实很多病人完全可以通过平时加强体育锻炼来增强体质，比如一些肢体残疾的个

体在经过治疗后，要想恢复机体的机能就需要持之以恒的体育康复训练，或者某些慢性病患者如脂肪肝、肥胖症等完全可以借助体育健身方式达到治愈疾病的效果。但医院之中真正能做到开好药方，又能开好科学的运动处方的医生并不多。

（二）相关政策法规不完善，法治环境缺失

发展“体医结合”不仅是医疗卫生部门和体育部门发展的内在要求，同样也是国家解决当前和长远人民健康问题不可或缺的手段。《“健康中国2030”规划纲要》的颁布，使我们一方面对国家高度重视人民健康并将健康提上国家战略感到幸福，但另一方面，这一策略从宏观层面进行描述，表述相对宽泛，缺乏具体要求和实施细则，而涉及的“体医结合”又缺乏法律顶层设计，在具体操作中还面临着实施等方面的制约。

体育与医疗专家均有指出，在健康中国战略背景下，应该构建完善的全民健康服务体系，把“体医结合”这种新的体育和医疗的融合手段融入全民健康服务体系之中，但在当前发展中还缺乏相应的政策和法规的支撑。在国家法律层面上，当前我国还没有一部专门促进健康的法律法规，大部分都是以医疗公共卫生为主的法律法规构成的法律体系，关于体育方面专门促进健康的法律，目前还没有形成。

任何政策的落地实施，必须有一定的制度保障，否则如何开展，怎么开展？无论对体育界而言，还是对医疗界而言，由于我国老年人“体医结合”处于起步阶段，很多研究仍不够完善，所以大家如同摸着石头过河。自“体医结合”提出后，面临的首要障碍就是制度与法规的缺失，随着国家对人民健康的重视并被提升到国家战略地位，但相关政策仍停留在宏观层面上，相应的实施路径并没有具体明示与践行，处于不断摸索探讨中，同时我国至今没有出台关于促进健康的法律。如日本是以《医疗法》的形式来加强“体医结合”的保障，相比我国多以政策文件形式提出，日本“体医结合”更加系统、科学，可得到法律保障。目前，“体医结合”缺少配套法规的约束，具体实施中也将面临各方面因素的制约，而现有的公共体育与医疗卫生的制度法规已不再适用于“体医结合”。

我国曾发布的《关于新增部分医疗康复项目纳入基本医疗保障支付范围的通知》[①] 中将医疗康复、运动康复等一些项目纳入医保范围，但是绝大多数医疗康复

① 《关于新增部分医疗康复项目纳入基本医疗保障支付范围的通知》2016年3月9日由人力资源和社会保障部、国家卫生计生委、民政部、财政部、中国残联联合印发 .

涉及的都是肢体上的残疾、脑瘫、口语残疾、听力残疾等。有关运动损伤的项目大多属于自费，医保不能报销，这就导致患者自身承受成本太高，其康复效果不尽如人意。而另一方面，在很多经济发展水平较低的县级城镇，医疗卫生部门对康复师、理疗师的数量配备并不十分完备，这就使得康复行业发展相对缓慢，康复治疗项目需纳入医保范围的内容还需要增加。

由于我国在政策制定和具体实施上缺乏具体实施细则，医疗康复机构存在的上述情况，就在一定程度上限制了康复行业的发展规模，从根本上严重阻碍了体医结合的发展，导致老年人无法及时就医，影响恢复效果。所以，要想把体医结合作为推动健康中国建设的有效手段，国家需要细化并完善相应的政策法规，规范康复机构的医疗资质，将更多的医疗康复项目纳入医保报销范围，这将更加有利于老年人“体医结合”的发展。

（三）资金投入少，体育场地设施匮乏

“体医结合”发展在20世纪就初见雏形，由于“体医结合”的治疗人群范围很广，无论是有相关疾病的人群，亚健康人群还是健康人群都可以通过体育锻炼的方式来促进和恢复健康。通过体育锻炼既增强了健康，又增强了人们对于体育锻炼意识的认识程度，还少花了医疗的“冤枉钱”，这对于促进人们健康来说是大有裨益的。但在“体医结合”的实际发展过程中还是存在一定问题的，我国对于体育和医疗的投入占比较少，相关场地设施的缺乏，导致我国人民在进行体育锻炼的过程中，缺少必要的场地及健身锻炼设施，使得“体医结合”的发展尤为缓慢，尤其是在一些贫困山区及一些偏远地区，人们尤其是老年人本身对于“体医结合”的理念知之甚少，再加上缺乏相应的锻炼设施设备，其发展情况并不乐观，“体医结合”并未体现出自身价值，导致“体医结合”的发展无法满足老年人对于健康的需求。近年来，虽然政府国家加大了对于体育和医疗的投入，但也并没有彻底缓解当前我国人民体质健康下降的问题、慢性疾病也尚未得到合理解决，所以新时期下，要真正实现“体医结合”还任重而道远。

虽然人民经济水平得以提高，但是对于大多数民众尤其是老年人来说将钱投入体育锻炼、健身还是一笔不小的开支，许多人宁愿选择免费的体育设施或者不需要设施的运动，当然又由于自身知识的局限，难以达到科学锻炼的目的。所以，社会或者国家增加对部分地区的体育设施建设的投入是十分必要的，例如在各大社区划分相应的健身广场，配备相应的体育设施设备，或者以村庄、乡镇人口数量为依据，建设运动场，或者成立公益性健身俱乐部，让更多的民众享受到国家发展的红利。

（四）“体医结合”普及范围小，重医轻体观念依旧存在

医疗和体育对健康同等重要，但是民众尤其是老年群体好像对体育的作用并不是十分认可。根据最新的调查发现，体育对于促进人们身心健康发展的价值作用已逐渐被大众所认可，体医两者之间的相互弥补作用对于疾病的预防、治疗、康复等多个方面具有积极作用。但是由于老年人受长期存在的思想观念意识的限制，一直信奉医疗促进健康，这也影响了体育的价值作用。长期以来对于体育促进健康的思想认识不足再加上我国相关机构的宣传工作不到位等一系列问题，最终导致了老年群众对于“体医结合”观念意识的空白和淡薄。其实，造成这种现象的主要原因是相关机构的宣传不到位，对于体育促进健康预防疾病、康复、治疗的宣传推广能力明显欠缺。有关权威机构经过调查发现，我国经常参与体育锻炼的人数所占比例仅为 33 %，离发达国家规定的 40 % 以上还有较大差距。而且，目前我国过度依赖医疗的现象非常普遍，慢性病的治疗和康复本可以通过参与体育锻炼的形式得到缓解，但由于机构和个人追求自身利益最大化，多采用药物和手术的治疗手段，而忽视对患者开具行之有效的运动处方，导致患者的医疗成本开支逐年升高。而且有部分医疗部门的“多开药、多做检查”的行为依旧存在且日益严重。部分医生和患者由于都过于重视医疗而轻视体育，造成了在“体医结合”过程中体育的价值作用逐渐被弱化或者直接被忽视，也最终影响了“体医结合”的实施效果。

在农村，乡村医生虽实现全覆盖，但业务水平参差不齐，多数村医为职业卫生学校毕业，缺乏系统的体育和医疗保健的康复治疗知识，超过 70 % 的乡村医生知道但不了解运动处方，并不具备开具运动处方指导居民锻炼的能力。由于农村地区对运动康复观念的认识不足，老年人大多依靠药物治疗疾病，村医对运动处方的重视程度也逐渐弱化，体育保健、运动康复等培训教学参加频率不高甚至没有相关培训，从而制约了新农村老年人“体医结合”服务的发展。

（五）体育与医疗部门各司其职，互不融通

“体医结合”作为健康维护方式的新产物，组织管理工作势必需要体育与医疗双方的协作配合，但由于长期以来不相隶属的关系，且公益性的体育与营利性的医疗难以产生合作，不互通的局面维持至今。体育健康隶属于国家体育总局，医疗卫生隶属国家卫生健康委员会，两者在行政管理、职责分工上各自领导，体育发展全民健身、体质监测，医疗负责疾病防控、卫生保健，两者毫无工作联系、业务往来，隔阂便越来越大。尽管在国家健康政策的出台下，鼓励体医结合，加强非医疗干预，但缺少经费支持、合作媒介、沟通手段等，二者融合工作沟通的矛盾突出，严重阻碍体医结合的践行。各地区政府对体医结合重视程度不一，无法为双方融合工作提供保障制度。因此，如何着手推进这种体育和医疗协作的创新实践是走出组织管理困境的出发点。

当前我们看到我国的医疗和体育自建立以来就分别由两种不同的管理机构管理，体育部门由国家体育总局管理，医疗由国家卫生健康委员会管理。国家体育总局职责之一就是要统筹规划群众体育的发展，大力推动全民健身计划发展，推动国民体质监测和社会体育指导工作；而国家卫生健康委员会职责是制定并落实疾病防控规划，推进老年人健康服务体系和医疗卫生保健等工作。由于二者责任划分不同，使得体育与医疗卫生两大部门基本处于各自领导的状态，部门协作相对较少，再加上二者不管是业务上还是职责上都互不相干，所以二者融合还存在着诸多问题和矛盾。尽管现在有一些体育部门和医疗卫生部门的人员已经认识到要发展体医结合就必须要尽快解决两者之间存在的协调配合问题，要加强二者之间人才技术资金的沟通交流。但是由于缺乏相应的沟通手段和方法，再加上政府政策制定得不严密，延缓了“体医结合”的实践推进。同时体育与医疗卫生部门由于其部分功能的相似性，容易形成不良的利益竞争关系。在二者就业上目前还存在一些限制，导致二者融合困难。所以，随着未来体医结合的不断推进，需要二者各部门之间联系更加紧密。

体医结合是体育与医疗共同发展的一种创新性实践，从二者对健康的手段来看，体育能服务于医学，医学能指导体育，提供非药物干预，充分发挥体育的锻炼功能与医学的科学干预功能。而能够有效地实施体医结合的主体是体育与医疗的部门机构，体医结合必须这两个部门实现联合。

（六）体医结合人才培养不足

体医结合的复合型人才首先需要体育教育与医学教育的联合培养，而我国当前教育制度下，未建立明确的体医人才培养机制，相关专业的融合建设仍需探讨。而很多地区在体育和医学人才培养中处于缺口状态，由于市内体育院校和医学院校均未建置，体医结合相关专业的成立条件较为苛刻，师资、设备资源、实验条件、培养方案等方面与体医结合人才培养需求相差甚远。社会体医结合人才培养中，虽有社会体育指导专业和临床医学专业的毕业人员，但体育和医学专业在理论和实践中存在差异较大，在第三方职业资格获取中还存在较多限制，相关培养机制也并未得到重视和改善。在宏观政策中尚未提出关于体医结合人才队伍的建设方案，体医专业人才如何形成跨领域的专业培养机制仍在探索。

在我国，体医结合是近几年由国家相关机构根据当前国民体质下降问题提出的新思想、新理念。但是，在我国从事与体医结合工作性质相似的人员早已存在。一般存在于国家的高水平运动队，我国的高水平训练队伍要求集中全国最优秀的教练员、营养师、体能师和相关医务工作者来保证运动员的身体健康水平以及竞技状态。因此，在高水平运动队中都会给运动员配备相关专业人员，配合教练协同为运动员的健康服务。在相当长的一段时间里，从事“体医结合”的相关专业人员主要面向的就是运动员，因此大部分毕业生就业优先向这些区域流动，是否为国家运动员服务，一定程度上代表着自身医疗、康复技术水平。但毕竟能够毕业就直接进入国家系统为运动员服务的毕业生较为稀少，其他进入不了国家系统的毕业生在就业上就面临巨大压力。毕业生如果不能进入体育相关行业，进入医疗行业从事体育运动和康复则成为首选。但是当前，由于二者之间存在互入壁垒，二者互通就业之路并不通畅，医学行业就业要求个人必须在本科学习专业为医学相关专业，体育专业对此还没有相关要求。所以，如上规定对于体育专业学生的就业是相当不利的。虽然我国从未出台过相应政策说明要限制体育专业学生报考医师资格证，但部分地区由于对体医结合观念认识不清，特别是个别医学专业人员对于体育院校毕业学生存在偏见，二者之间的隔阂非常深，这种思想的存在对于两个学科之间的流动是相当不利的。

在建设健康中国的大背景下，体医结合应该是具有广大发展前景和前途的。但就目前来看，多数地区并没有意识到其重要价值作用而设置相应岗位，有的地区只是为了响应国家政策，象征性地设立少量岗位，使得大部分跨专业毕业生只能被迫另谋职业。这就导致了老年人“体医结合”人才培养与就业中的结构性矛盾。一方面是，随着健康中国战略和体医结合理念的提出，我国老年群体对“体医结合”人才的需求激增，而现有的人才的数量和质量远远不能满足所需；另一方面，由于行业互设门槛等原因，导致二者之间融合困难。

第三节　老年人“体医结合”的创新路径

一、建立明确而完善的政策法规体系

“体医结合”涉及体育和医疗不同的方面，深化“体医结合”发展，不能阻碍其本身进步，要使两者共同成长，形成共生关系，就必须建立明确且完善的政策法规，规范和指导其良好发展。

目前，我国“体医结合”方面的政策规定尚不健全，可以学习借鉴日本医院附属健身俱乐部的形式。该类机构面向老年人和病患，以保健和运动指导为核心，开展运动指导和健康诊断，根据实际情况制作健康记录卡，并存档。日本的《医疗法》针对该类机构中有氧运动设施规定，其经营方法、职员及设备要符合厚生劳动省的有关政策，包括职员的专业资格认证，设施是否包括力量、有氧、急救、恢复等方面。日本有较完善的法制体系，通过法律规定，明确该模式，从法律角度保障“体医结合”推进。

今后一段时间，建立健全“体医结合”的政策体系过程中，要优先考虑相关实施细则的出台，将“健康中国”建设中有关“体医结合”的政策落到实处。

二、加大宣传推广，普及科学锻炼健身常识

在一些偏远地区，对于老一辈的人来说，其教育年限的有限性导致对于新政策新思想可能一开始会存在一定的抵触情绪，由于对体育锻炼促进身体健康的认识不足，部分人曾经由于不科学的锻炼使得身体受伤，于是对其安全性、科学性和合理性产生怀疑，产生抵触情绪，加重人们当前重视“医疗”轻视“体育”的情况，这势必会影响体医结合发展效果，从长远上来看，也不利于促进人的自身健康。

所以我们首先对于老年人要加强思想宣传教育，减轻老年人参与体育锻炼的畏惧情绪，在社会中要营造出促使老年人参与体育锻炼的和谐氛围，加强体医结合的科学健身教育的宣传和普及。为了普及和宣传体医结合除了现有的学校教育，还要加强教师的教育，打造一支宣传体育促进健康的高学历队伍，定时定点到社区和街道中进行宣传教育，相关社区部门可以统筹组织相关人员编写体育医疗健康手册，发放宣传单，解除人民对体育锻炼存在风险的错误认知，传播健康理念，为“体医结合”前期开展扫清障碍。加强对体医结合的理解和肯定，积极鼓励社

会或团体自发组织对居民进行宣传教育，出版一些宣传体医结合的相关书籍和杂志，通过开设健康宣讲、体医结合发展报告会等形式，为民众提供健康咨询，根据个人实际情况建立健康档案等，帮助促进社区居民树立正确的运动观、体育观及健康观，让更多的人认识到体育锻炼对促进身体健康的积极作用，并能够领会和推广“体医结合”。

针对社区已有的体育和医疗服务相关人员，体育和医疗部门可以通过调查社区相关工作人员的体育知识和医疗知识的掌握情况，有针对性地开班培训，帮助这些人员更好地掌握和利用自身所学的健身医疗服务的相关科学知识来提高他们的综合能力，为全民健身提供更好更优质的服务。通过开设培训班培养的形式，不但可以填补社会上体医复合人才的空白，还可让这些人能够针对健身者的实际情况进行科学的引导和指导，为需要帮助的患者提供更好的服务保障。缺乏相关理论和实践的医生护士人群包括护工等医疗队伍还可以借此加深对体医结合的学习和了解。除开设理论课程外，还要建立专门的体医结合研究点和专门的科研机构，让更多的人尤其是老年人认识到体育对促进身心健康发展的重要作用，使得更多的老年人参与到体育锻炼当中来，更好地促进体医结合的发展。

三、加强体育和卫生健康（医疗）部门的合作

体育部门与医疗部门要一同合作，破除行业壁垒，建立统一的运动医疗机构准入标准，现有居民医疗保障系统允许运动康复和运动医务监督准入，为推动科学健身奠定基础。国家卫生部门成立科学健身指导部门，联合体育与医学，增强国民体育运动。

体育部门和卫生健康（医疗）部门要建立联席会议制度，“体医结合”涉及两个部门领域，在合作过程中必定会存在各种各样的问题。两个部门应摒弃部门保护思想，消解“分段治理”与“协调困境”等问题。两个部门要统一思想，全面贯彻落实《“健康中国2030”规划纲要》，认清我国现阶段的医疗卫生系统覆盖不到的盲区，共同促进各项工作的顺利进行。

四、加强“体医结合”人才的培养

要解决老年人“体医结合”人才培养不足与浪费共存的结构性矛盾，需要从去除行业壁垒、实际调整社区就业岗位的数量、加快相关平台建设等方面入手。

其一，去除行业壁垒。医疗卫生领域对体育院校学生报考资格证书设置了很

多限制，专业学生需要更多的发展机会，拓宽其职业选择和上升的通道。

其二，社区岗位设置应统筹相关部门，加强社区岗位科学、合理的设置，并建设适宜的服务环境，以吸纳相关人才到最基层去服务全民健康。

推动“体医结合”产业开发环境的优化，社会各界虽然大多认可“体医结合”的产业开发前景广阔，但多停留在论证和观望阶段，“体医结合”市场开发略显迟滞。加快“体医结合”产业开发，要从优化政策环境入手，鼓励业态创新，不断提升产业发展水平。

社会上对介入“体医结合”市场开发之所以观望气氛浓厚，一个重要原因是政策不明晰。因此，要不断健全相关的政策、法规，为产业发展保驾护航。要优先支持社会力量举办非营利性的“体医结合”健康促进和非医疗健康干预机构，使其享受与公立机构相同的待遇。要支持体育健身俱乐部介入“体医结合”，初期阶段，为了解决其人才短缺的困境，政府可以出台措施，对其教练员队伍进行医学和运动处方能力的培训；鼓励俱乐部优化岗位设置，安置“体医结合”类高校毕业生就业。

2004年，该学科正式成立。其后发展的十年间，国内多地高校已经设立“运动康复与健康”专业。体育院校均已开设“运动人体科学”，培养从事运动损伤治疗和防护、科学健身指导的本科生、硕博研究生。体育院校的毕业生多为体育科研人员或体育教师，受限于本职工作，难以满足群众健身需求，只能在业余时间在社区进行健身指导。故而仅剩健身俱乐部里的健身教练在体育一线工作，然而健身俱乐部要求盈利，导致健身教练必须要关注销售课时。健身教练多来自体育院校，学习“运动训练”等专业，虽具备基础的体育理论与实践能力，但缺少医学理论，难以为非健康人群提供科学的健身指导。事实上，多数健身教练根本不具备体育或医学理论知识。在国外，本科教育阶段，运动与医学边缘学科的教育体系强调临床实践，设置课程超过7门。博士教育阶段则细化分为运动科学、物理治疗基础理论、临床实习、临床诊断和临床病理与管理等内容，毕业后想要从事运动医疗工作还要通过执业资格考试。现在，我国高校开始细化“体医结合”的专业类别，优化课程设置，积极推进全民科学健身指导人才的全方位培养。要鼓励事业单位如高校、医院等开展合作项目，或鼓励专业技术人员在民办医疗机构挂职，实现人才高效利用。

五、加大对基础设施的投入，鼓励企业和个人参与

我国地区众多，加之地区之间经济发展水平不一，特别是偏远地区的基础设施建设还较为薄弱。而政府财政拨款的有限性可能使得部分地区基础设施发展缓慢。基础设施的建设是一项长期工程。老年体医结合所需的场地设施维护、国民体质监测、科学研究等各项发展，均需要大量的资金投入，因此，为解决此类问题，一方面，政府要加强对资源的管理和合理配置，加大对于地区基础设施的建设与投入，保障老年群众参与体育锻炼。另一方面，政府还可通过与企业联合经营的方式来加强基础设施建设，促进体医结合发展。鼓励个人积极参与到“体医结合”的建设当中，对于合作的企业和个人，可以给予一定的政策优惠，这样不但能够把企业和政府二者结合的风险降到最低，充分发挥各自优势，还能促进体育和医疗行业蓬勃发展，让更多人享受到体医结合发展所带来的红利，为老年人体医结合的发展贡献力量。

六、宣传推广体医结合新观念，革新体医分离旧思想

一些发达国家，体医结合发展已经有一段历史，他们对运动就是健康的认识要更加清晰，群众对体育和医疗相结合进行康复训练的认识普及程度也更高。令人可喜的是在我国出台制定的“健康中国”战略背景下，体医结合的发展得到了很多部门的重视，政府职能部门必须充分发挥中央授予自身的职责和相关权力，发挥政府对促进人民健康发展的主导作用。但目前，我国人民虽对体育对于健康的康复保健和促进作用认识有所提高，但人们尤其是老年人还未从根本上接受和理解体医结合的含义，对其了解程度不够多，甚至有些人对于体医结合还存在误解。因此，对“体医结合”的理论知识和政策在全社会进行推广，各级实施中要设立监督机制，层层落实到每一层组织进行推广实施。

在城区，以社区街道作为最基层的推广部门，使得每一家每一户都能对体医结合的相关知识及概念有足够多的了解。在社区内开展与“体医结合”相关的主题讲座，对其进行详细的介绍和讲解；在乡村，以村支书、村干部为主力，推广宣传体医结合发展的理念，各个区县的管理者要从自身做起，自觉肩负起体医结合宣传的重任。在为社区居民身体健康普查时，可以通过社区服务中心社区卫生站的宣传和社区媒体、报刊、移动互联网等新型大众传播媒介进行宣传教育，利用线上和线下相融合的方式，向社区老年人和全社会宣传“体医结合”的价值理念。这对于促进健康、提高人们对“体医结合”的参与度、关注度和认可度，为“体

医结合”这一健康观念的传播和普及创设良好健康的社会环境，营造积极健康的社会氛围具有积极的意义。

七、革新体医分离思想观念，多元主体协同治理

我国要想早日实现健康中国发展战略的要求，那政府首先必须搭建体育与医疗合作平台，加快相关政策引导和政策制定，但就目前医疗和体育融合形势的情况看，我国体育与医疗部门由于长期互相不干涉，在管理方面存在一定阻碍，对于政策的实施很难能够做到步调一致。

政府首先要制定相应的具体政策法规，为体医结合的顺利实施保驾护航，清除在“体医结合”道路上存在的制度、管理和利益层面的障碍，大力推动医疗卫生行业与体育行业的融合创新，实现资源合理的配置与利用，加强和引导体育部门和卫生部门之间的沟通协作，为二者提供广阔的沟通平台与合作机会，制定适合二者协同发展的管理制度并提供一定程度的政策倾斜及资金扶持。对于体育和医疗两个部门自身来说也应当积极寻求创新合作，竭力寻找二者能够融合的方式方法，并在国家和政府制定相关体医结合发展规划和政策时，两个部门都应积极参与，建言献策，形成对于双方发展都有利的意见和建议，主动搭好双方合作桥梁，打破两个部门之间的行业壁垒，在各自的分工和最后的权益分配方面做好相应合理的协调工作，积极开拓进取，共同为实现健康中国战略下的体医结合发展尽一份薄力。

八、促进业态的融合与创新

鼓励全民健身科技创新平台的发展，鼓励科技公司介入“体医结合”领域进行探索。充分利用“互联网 +”时代的红利，发展基于互联网的“体医融合”服务，线上主要采用专用 App、企业网站，以及微信推送的形式，对百姓提出的问题进行免费或是有偿回答。大众可通过下载 App，上传自己的健康情况，便可以得到细致的健身指导，也可通过网上预约形式进行诊断。当然，针对老年人也要有一定的网络产品使用培训，避免老年人虽然手握产品却无从下手的尴尬局面。在运动健康研究方面应当集合骨科主任医师、康复医学专家、体育运动专家、营养师、物理治疗师等，为企业深层领域的发展出谋划策，同时也要鼓励运动康复和文化旅游产业的结合，规范运动康复旅游行业的标准，打造一批在国内具有广泛影响力、在国际上有一定竞争力的运动康复旅游目的地。

九、完善“体医结合”国民体质监测体系

老年人“体医结合”是推动健康革命的迫切需要，是回应群众关切的迫切需要。体育部门和卫生部门应协同合作，监测国民体质，争取覆盖全国，了解体质情况，成立数据平台。目前国民体质监测中心主要分为四级：国家、省、市和县。有些经济发展较好的地方在社区、乡村设有固定体质监测站点或者是流动监测站点，然而大多数社区或乡村没有这个条件。目前的四级监测中心、站点的覆盖远远不能涵盖所有居民。因此要设立以社区、乡村为节点的监测站点，辐射周边居民，让居民在家门口就能进行体质监测，不用再拥挤排队，不用再奔波到省、市、县的监测站点进行检测，既方便又节省时间。在“体医结合”国民体质监测过程中要发挥体育与医疗的诊断作用，在场医生和健康指导者要运用监测数据为居民提供更加优质的、贴合居民实际的服务。

健全国民体质健康监测数据的应用体系，以区域人口体质的健康信息平台为基础，健全数据共享与应用模式，推进大数据在体育部门、教育部门和卫生健康部门之间的共享共建。要加强对开展或实施体质监测的管理部门和工作人员思想上的教育，提高其对国民体质监测重要性的认识。要通过第三方抽查，对各地反馈的体质监测数据进行复核，以最大限度地保障体质监测数据的真实性。

十、了解消费者需求，加强健康服务供给

通过对健身俱乐部管理者的访谈得知，很多管理者认为消费者更多关注的是身体形态的变化，而对身体健康的需求比较少。另外，消费者尤其是老年群体对器械的认可度要低于教练，主要原因在于消费者对相关器械过于陌生，对器械检测结果的真实性存在怀疑的态度，所以教练在对老年消费者进行相关检测时不仅需要准确地解释检测数据，还需要向老年消费者解释相关检测原理和器械原理，使消费者正确认识运动医学服务器械，提升消费者对器械的认可。

以健康为导向，制订符合不同特征教练的培养计划。教练在提供运动医学健康服务的过程中存在意识与行为不统一的情况。通过调查发现，教练的实际服务行为低于期望行为，主要原因在于教练对相关健康知识欠缺，在实际行动中不能将运动医学服务完整表达。健身俱乐部管理者应树立“知己知彼，百战不殆”的观念，准确把握不同特征教练的能力特点，制订符合不同特征教练的培养计划，俱乐部应以“消费者体验”为核心，准确把握不同特征消费者的需求特点，通过一系列的产品或服务的制定，满足不同消费者需求，提升消费者满意度。通过一

系列营销手段，逐步将服务质量优势转化为市场优势，形成新的市场增长点。

十一、制定符合我国国情的医疗保险金与健身服务相结合的政策

医疗保险金象征着国家进步和社会发展。我国人口基数大，难以实行“全民医疗”。将医疗保险金与健身服务衔接不失为一个好的路径，但政策的制定与实施需要仔细考量，因为涉及医疗保险金的运行体系和国民的切身利益。政府应全面统筹、细化责任。第一，主管部门组织召开听证会，结合专家意见和民众看法，充分论证政策方案。第二，专职专责、分工明确，财政部门给予资金支持，设置公共体育专项资金；城市规划部门统筹体育场地设施建设，制定优惠政策，给予政策上的支持；物价部门健全价格补偿机制；人事、体育部门完善社区体育指导员服务制度，明确任职资格。第三，健全医疗保险金对健身体育服务的补偿政策，研究匹配的补偿手段，明确、细化政府购买体育公共服务政策。现阶段，部分现行政策稍显苛刻，科学、合理的消费制度可以提升参与度，推进卡内余额支付健身服务模式开展。

十二、新农村的老年人“体医结合”路径研究

（一）强化政府职能，出台基层服务细则

新农村基层经济条件、思想观念等因素差异较大，多数地区体医结合处于萌芽阶段，尤其是老年群体对新政策的认识更是滞后，应强化各级地方政府的职能，联合体育与医疗部门积极商榷适合各县区体医结合发展细则：首先，根据市情、新农村体育与医疗境况，依托上级出台的纲领性政策，加快制定出台关于体医结合在资金投入、设施配备、市场运营、服务组织、教育宣传、健康管理等多方面的实施性方案；其次，加强基层制度建设，完善乡镇体医结合统一管理制度，建立以乡镇卫生院为中心，统筹管理辖区村屯的体医工作，合理划分各部门职能，消除融合协作的弊端；最后，尽快建立新农村“健康服务中心”，或建立以村卫生室为中心，设立规章制度，明确新农村体医健康服务工作重点，切实维护体医结合有效落实。应以上级政府体医结合政策作导向，以乡镇卫生中心实施制度管理，践行实施细则，形成新农村体医结合政策制度保障体系。

（二）构建新农村体医结合的组织管理体系

由于长期以来国家体育与医疗各部门都是各自为政，工作中存在隔阂，很多

地区体育和医疗部门在短时间内无法形成有效的体医结合体系。因此，首先要建立新农村体医结合组织管理框架，村委会可了解老年居民康复服务的需求，及时反馈给体医管理部门，同时配合乡镇政府宣传部门的体医结合普及工作。体育机构与医疗机构建立人员、设备、技术上的融合建设，促进健身知识、体质监测数据与医疗诊断、保健康复等资源的相互补充，保障老年居民健康服务。若从具体协作事宜入手，要充分发挥政府的协调作用，成立跨部门协作小组，就体质监测评估、医学体检、运动处方、康复指导、健康信息宣传、健康讲座等开展协商讨论，商定业务划分、资金投入和利益分配等细节，确定工作中双方人力、物力、财力配备，督促制定协作机制，辅以相应的制度条例。另外，不断加强两者的协作沟通，联合解决自身弊端，消除体医壁垒，有序落实健康服务工作。

（三）健全信息宣传机制，转变老年人健康思想

解决我国农村基层尤其是老年人传统思想观念影响的困境，可以为体医结合实施打牢群众基础。首先，加强当前基层信息宣传力度与探索新型宣传机制相结合，利用多种渠道传播健康思想，建立定期宣传机制，同时村委会要配合好乡镇宣传部门，如通过发放宣传手册、张贴宣传栏、村广播宣传的形式等进行健康生活方式、运动促进健康理念、常用的运动处方知识的日常宣传；其次，乡镇政府联合体育与医疗部门共同举办“健康活动月”“全民健身日”以及公益健康体检活动等并集中宣传，如每月举行一次健康活动，包括健康知识宣讲、健康讲座、健康知识有奖竞答、运动健康主题电影放映等，鼓励村民参与其中；最后，村镇宣传部门做好国家健康政策归纳，如《全民健康生活方式行动方案（2017-2025年）》《国民营养计划（2017-2030年）》等国家文件的主要思想和行动方式普及到新农村生活中，转变农村居民尤其是老年人思想误区。此外，鼓励乡村老年人根据自身状况尝试运用“处方式”健身形式，对慢性病进行非医疗干预或达到治未病目的。引导老年人认识科学健身和运动习惯养成的重要性，为终身体育奠定良好基础，激励新农村居民共同参与到公共服务事业中，为体医结合的推广和践行搭好桥梁。

（四）完善村医、体育指导员培训内容，提高康复治疗能力

加强乡村医生和社会体育指导员的培训工作，有目的、有计划地补充体医结合相关内容，包括运动处方、康复健身指导等，提高乡村医生和社会体育指导员的康复治疗认知，有条件可以通过政府部门协商介入体育与医疗部门工作，合理利用行政手段联合体医双方开展体医结合培训工作，组织村医运动处方与运动康复技能进修，体育工作者医学保健与运动医学知识的研习，扩大体医教育培训规模，全面提高社会体育指导员与乡村医生的综合素质，对新农村老年人体医健康服务发展具有重要意义。

（五）推动社会体医结合人才的培养

在课程体系建设方面，要依据学习者的需要、体育课程的特性、医学培养的目标、社会发展的需要，凸显“技能”目标。以医学知识、运动处方、运动保健、运动康复为“体医结合”的切入点，拓展和完善学生的知识结构，突出运动处方能力的培养，提高以运动干预为主的非医疗健康干预技能水平。在保证理论教学的基础上，基于专业培养的特点，应加强实践教学的比重。不仅在常规教学中融入实践活动，强调理论和实践相结合；更要加大实习保障条件的建设力度，设置一个较长的专门时间段，组织学生进行系统性的专业实习。为了确保“体医结合”类专业学生的实践能力，建议其系统实习时间不低于 1 年。进一步而言，基于保证培养质量考量，此类专业的本科教育，无论是授予医学学位、还是授予理学、教育学学位，都应统一为学制不低于 5 年。

可建立社会体育指导员和康复医生的体医结合培养模式框架，已从体育院校与医学院校的毕业生可通过第三方考取国家认证的相关专业资格证书，医学院毕业生可凭医师资格证通过招聘进入医院科室工作，可出具运动处方，指导患者的运动疗法。体育院校运动康复专业毕业人员可考取康复治疗师相关从业资格证，成为运动康复治疗师，经聘用进入医院工作，可根据医师开具运动处方为患者进行康复治疗和疾病预防，这样形成体医结合社会人才的培养模式。所以，要加强各级政府协调带动体育与医疗联合培训工作，加大村医、体育指导员的运动处方和运动康复治疗的培训力度，获取相关从业资格证，最后配备足够数量的体育指导员或乡村医生以覆盖基层体医健康服务的需求范围，引导新农村老年人健康观念的形成。

（六）搭建新农村老年体医健康服务共享平台

老年体医健康共享服务平台是建设新农村体医结合的着力点，搭建体育、医疗双元共享服务平台，将平台建设置于“互联网 +”和大数据的背景下，采用智能化的信息采集和分析系统，供体育和医疗部门共享数据和资源。老年人群、慢性病人群服务也可通过平台线上、线下获取自身所需的信息，针对老年人群建立运动处方共享模块，老年人可通过各个模块了解、学习体育保健与医疗卫生知识，同时建立健康信息的反馈与上传，对健康信息规范化管理，建设人人共享的服务平台。建设新农村老年人体医健康共享服务线下平台：首先，要加强体育和医疗人才引进力度，尤其要加强运动康复学与运动医学人才的引进，或培养医学人员运动处方指导能力，完善全科医生与体育指导员的配备，保证老年人线下体医健康共享平台的服务；其次，继续完善老年居民健康档案，实现健康信息、诊断记录、体质评估等信息资源的互通；最后，加强宣传，展开全民体质监测，引导乡村老年甚至全体居民对体医结合的认识和健康生活方式的养成，为体医健康共享服务平台建设打好群众基础。

（七）拓宽体医结合资金保障渠道，推动专项资金设立

新农村老年公共服务建设资金主要源于政府规划投入与村委会财政，面临体医结合建设资金渠道短缺的问题。第一，要根据新农村体育和医疗事业的发展形势，将体医结合服务建设费用纳入政府财政预算，成立国家（省）专项资金。第二，将体医结合的宣传加入商业模式，形成社会商业性的资金筹集链。第三，鼓励社会资本组织的加入，吸引更多企业融资投入基层体医结合建设，带动体医健康产业研发与市场参与。第四，采用农村合作医疗与商业保险互助保障模式。根据《国民体质测定标准》定期为老年居民进行体质监测与评估，并纳入新农村体医健康服务，形成体质评估报告作为就医时居民合作医疗报销凭据，以及商业保险投保费用的划分证明。第五，加大公益资本的投入，如体彩、福彩等，通过政府整合建立公益基金会，与新农村体医结合组织管理共治，并落实到体医健康服务事业中。在多方力量支持下，形成政府财政为主，社会资本、公益基金和保险制度为辅的体医结合建设资金链条，实现投资主体多元化，但要做好资金周转的监督管理，确保新农村公共服务资金投入的精确到位，专款专用。

（八）规划体医建设布局，合理改进现有设施

为促进新农村老年体医健康产业的发展，满足农村老年居民的健康服务需求。首先，政府要综合考量体医基础设施的科学布局和覆盖范围，事业单位的康复运动中心、体质监测中心采取政府全额拨款的方式配备相应的场地设施、器材设备，可根据新农村老年人员健康需求合理配备相关器材，根据需求不同增设不同的康复设施，若老年人群居多，可多设置简单操作的器械，如上下肢康复脚踏车、助行器、平行杆阶梯等；其次，以乡镇卫生院康复中心等事业单位为依托，各村屯可根据经济情况和居民需求合理采购运动康复设施，逐步建成运动康复训练室，并以此为基点筹划“村健康服务中心”建设，或政府执行购买服务建立行业标准承包给乡村企业个人成立康复中心组织机构，政府部门可以根据后期体医结合服务情况采取“以奖代拨”的形式进行奖励；再次，当前新农村体医结合的发展状况下，村级康复中心的建立仍需相当长的时间，因此要对新农村现有资源综合优化，如基础健身设施单杠、双杠、转腰训练器等可建在室内，改进器材原有功能，医疗诊疗室、康复室等设置运动康复器材，丰富村卫生室运动康复功能；最后，增加建设村镇节点的体质监测中心，可有效辐射各村居民，方便农村老年人口的体质监测数据的采集与分析，根据医师运动处方改善身体状况，与体质监测中心实现积极的信息反馈，对体医结合共享平台的建设也具有重要意义。

第五章　社区老年人健康生活“体医结合”服务模式

城市社区是老年人进行“体医结合”健康生活的重要场所，怎样将社区的“体医结合”事业做好是如今社会迫切需要解决的问题。本章就从社区公共服务和医疗卫生服务现状、社区老年人“体医结合”服务模式的构建、推进社区老年人“体医结合”服务模式的主要问题以及推进社区老年人“体医结合”服务模式的对策五个方面加以阐述。

第一节　社区公共服务现状

一、社区公共服务的相关概念

（一）社区

社区这一派生词最早来自拉丁语，汉语解释为亲密合作伙伴和一起享有的东西。1887年，在德国，一个名为斐迪南·滕尼斯的社会学研究者，第一次在他的著作《共同体与社会》中使用这一名词，从而开创了社区理论[①]。滕尼斯认为群居人类是以社区和社会两种形式存在的。滕尼斯定义社区是由拥有相同习俗和相近价值观的质地相同的人群所形成的联系紧密、病有所依、互帮互助、人性化突出的聚居团体。滕尼斯在阐述“社区”这一名词时，社区不是被当作一种实体提出来的，而是被称为一种具有共享性和共同性的社会关系。表观上只强调了社区内的居民拥有的共性，人与人之间拥有的伙伴关系，大家对于社区具有的强烈认同感和归属感，却并没有清晰地分析社区的地域特色。

在20世纪30年代初，燕京大学社会学系学生以费孝通为代表，依据滕尼斯

① 滕尼斯．共同体与社会[M]. 林荣远，译．北京：商务印刷馆，1999：193-205.

的著作，在美国社会学家罗伯特·E. 帕克的论文册编译工作中，将 community 替换为汉语中未曾使用过的名词——社区，这是国内第一次使用这个词，后不断发展为我国学者普遍使用的社会学领域的一般术语。近年来，社区的概念和含义的发展在我国日益呈现多样化发展，我国研究者对社区的概念和含义的研究角度也呈现出多样性，观点差异性也在彼此之间产生。首先是范国睿的观点：“有共同的经济政治需求，文化教育水平相近的这样一群人群聚在特定的地点。从而形成了市民社区范围内各自的生活方式差异，集体文化的独特性”[①]。国家权威核心部门对市民息息相关的社区做了理论层次上的解释：社区具有地域性和群体性，是居民参与共建和生活的公共整体。以上充分证明，社区是大众生活中举足轻重的一个组成部分，在社区居民、政府、社会组织之间起到纽带作用，在日常生活中，是人民群众沟通的渠道和信息的汇总地。

（二）健康社区

“健康城市”的概念始于《渥太华宪章》，建设健康社区是健康城市的细胞工程，与健康城市的建设相辅相成。健康社区旨在建设一个舒适、放松、满意和幸福的场所，让居民在此健康地生活和工作，同时加强居民之间的沟通和交流。健康社区是在保护环境的前提下提高社区居民的生活水平和养成良好的生活习惯。健康社区是基于健康的方式达到推动社会可持续发展并提高和改善社区居民生活水平为目的。社区健康服务要涵盖社区医疗卫生服务和社区体育公共服务、社区环境优化服务以及社区健康知识传播服务等方面的内容。以满足社区居民健康需求为目标，通过合理配置公共资源向社区居民提供各种类型的健康医疗服务，以改善社区居民的健康水平。健康社区既要通过引导社区居民积极参与体育活动并建立运动健康生活方式，提升健康水平。还需要完善社区的体育服务与医疗卫生服务体系，为居民科学评估自身健康状态以及提升健康状态提供全面保障，从而通过改善社区居民健康状况的方法来提升社会健康水平。

（三）社区服务

社区服务这一名词的提出源自 19 世纪 80 年代作为工业革命发起者的英国。首次出现是为了解决工业革命发展导致的各种社会问题，如失业和贫困，为这些弱势群体提供社会福利。社区服务的原始意义是在社区范围内的针对居民的惠民服务，具有公共性。西方学术界没有研究者用“社区服务”（community service）

① 范国睿 . 教育生态学 [M]. 北京：人民教育出版社，2000.

这样的成形词汇，而是用其他的词替代，如“社会服务”（social service）、“社会福利服务”（social welfare service）、“社区照顾”（community care）或“社区照顾服务”（community care service）、“儿童及青少年服务”（children and youth service）、“弱势人群服务”（vulnerable group service）以及“志愿服务”（voluntary service）等。1987年年初，中国民政部改变“街道社会福利网络”，首次公开使用“社区服务”的理念并阐述了社区服务区域、福利、服务和互助的特点。“社区服务”正式收入政府文件是在1989年的《中华人民共和国城市居民委员会组织法》①，该法规明确指出：市民社区范围内的公共服务是由其多样性的行为主体之一的居委会供给。1991年在北京举行的关于全国社区服务的会议上，对以下社区范围内的相关问题：服务内涵、未来发展走向等进行了理论探讨。1992年，据统计我国社区服务工作已延伸到70％以上的街道。在全国改革浪潮里国家相关行政部门走在了前列，国务院把市民社区范围内的第三产业发展和管理引导归于民政部。截至当前，中国的社区服务布局清晰，健康快速地发展着。

据权威定义，社区服务是政府作为领导带头工作的核心，全力支持下，提供服务来满足社区居民的不断改变的需求，街道为主干力量，居委会协调动员社区各类资源进行的社会福利性质的第三产业。在一定的空间，社区服务可以为社区群众提供解决问题的方法和适合自身发展的道路，作为社会福利体系的补充，起到支持和完善作用。社区服务是自助式的，互惠互利，共建和谐家园的社会行动，根本不能由政府或一个组织独立完成，需要社区统筹规划和充分利用自身社区资源，提高其关注程度和群众的参与程度，形成积极的、共建共享的机制。社区服务能加快社区经济文化等各方面的发展，同时能增强人际交流促进人的社会化。它以互惠互利的服务，让不同成员在参与利益交换的同时，增强了人际感情沟通。社区服务的五大特征：福利性、参与性、实惠性、互利互惠和地域性，其中最本质的是实惠性。社区服务的主要内容是：给予留守老人、孤儿、军警家属等弱势群体社会福利服务；提供社区居民高效快速的生活服务；针对广大城市居民和退休及下岗待业人员的社会保险管理服务；为机关企事业单位的双向服务创造良好的社区环境；等等。

（四）社区公共服务

国际上将如青少年活动中心、邻里互助中心等社区内各种组织开展的各项公

① 《中华人民共和国城市居民委员会组织法》1989年12月26日由第七届全国人民代表大会常务委员会第十一次会议通过。

共服务统一称为社区服务，而没有关于社区服务的专业定义。在国际社会上习惯用社会惠民行为来描述这种类型的服务，社区服务只是我国的本土产物。

“社区公共服务”这一概念是我国本土所特有的，社区公共服务这一名词最早出现在由国务院颁发的社区工作相关文件中。社区公共服务这一名词首次收入政府文件中，是2006年4月出台的《国务院关于加强和改进社区服务工作的意见》，该意见中强调了社区公共服务建设的重要性和体系建立的目标。该意见中的市民社区范围内的公共服务是社会事业在社区的广度的拓展和深度的推进。我国研究者指出，社区公共服务是以公共管理和社区研究为理论扎根于城市社区建设和服务的实践中诞生的，为了更清晰地区分我国市民社区范围内服务中的非公共性与营利性的服务[①]；杨团将社区范围内的公共服务定义为“伴随工业化现代化而产生的社会服务其目的是满足社区的需要，同时社区用于自我服务的公共服务”[②]。陈伟东的社区半公共产品理论，把社区范围内的公共性质的产品当作是此类产品，其照顾人群有限性决定了其部分排异性[③]。田华以不同角度社区范围内的公共服务主体，重新定义这一名词，将其分为以社会为行为主体的和社区自我供给的公共服务[④]。其主要的支持团体机构是政府有关部门和各类社区组织。社区各类组织是连接政府与社区居民的中间媒介，它不能为社区群众提供全方位的公共服务，它所承担的应该是政府和市场不能提供的服务。对应的观点还有张洪武：社区范围内的公共服务是以政府为行为主体，社区为供应对象的公共服务[⑤]。于燕燕提出的社区公共服务概念较为宽泛，认为社区公共服务是以行政部门或其他社区团体为行为主体，服务对象不是团体参与者的服务[⑥]。卢爱国立足社区，从小范围的角度定义社区公共服务为相关组织结合专业知识和实际输出的公共服务产品；与社区行政事务的服务比照有所不同，社区范围内的此项服务行为主体是在政府领导下的社会各类团体组织，受益对象是社区范围内的居民，从而满足其对公共服务的需求的非营利性服务[⑦]。张网成结合其他概念，将融入社区范围内的公

① 高鉴国．社区公共服务的性质与供给：兼以JN市的社区服务中心为例[J].东南学术，2006（6）：41–50.

② 杨团．社区公共服务论析[M].北京：华夏出版社，2002：21.

③ 陈伟东．社区自治：自组织网络与制度设置[M].北京：中国社会科学出版社，2004：100.

④ 田华．社区公共服务：政府社会管理的新载体[J].云南行政学院学报，2005（6）：78–80.

⑤ 张洪武．社区公共服务中集体选择的逻辑[J].宁夏党校学报，2006（4）：52–55.

⑥ 于燕燕．社区公共服务模式的思考：百步亭社区公共服务的启示[J].学习与实践，2007（7）：119–125.

⑦ 卢爱国．使社区和谐起来－社区公共事务分类治理[D].武汉：华中师范大学，2008：158–159.

共服务定义为：以群体消费机构为供给主体，提供相应的服务给社区[①]。

市民社区范围内的公共服务主要由两方面组成，一个是为政府所主导建成的，涉及所有社区卫生，教育，社会保障和民生保障等，具体在《国务院关于加强和改进社区服务工作的意见》中有清晰的划分。主要有：①就业；②社会保障；③社区救助服务；④卫生和计划生育服务；⑤文化、教育、体育服务；⑥流动人口的管理和服务；⑦社区安全。二，社区组织特别是居委会组织搭建居民开展各种交流活动和获取便捷有效服务的平台，邻居之间创建和谐的生活环境，完善社区对居民困难需求的敏感响应等方面的内容。本书谈论的城市社区公共服务是前面讨论过的第二个方面，是在城市社区范围内居委会和其他社会团体对居民精神方面的服务。

二、社区公共服务的供给现状

（一）社区公共服务供给的成效

现阶段，部分社区的公共服务供给已初步形成了“选聘结合、三位一体”的组织体系，简单来说，就是在社区内设立党组织、居委会以及公共服务站。这是社区基于新的时代背景对社区管理体制的新改革，不仅与实际需求相吻合，还实现了各组织的协调发展，各司其职、相互配合，有效地衔接了政府管理服务与基层群众自治，在双方良性互动的作用下，社区管理机制日趋健全，居民自治水平持续提升，社区发展稳中向好。

一是社区党组织。这是党在社区开展工作的基础，也是我国社区公共服务供给的重要主体，可有助于引导社区内各类组织开展不同工作。要想设立社区党组织，必须要先通过社区党员大会或代表大会的选举，再基于街镇党（工）委的领导来组织各项工作内容，其主要职责是指导居委会的重大决策，予以严格把关，避免社区内不同主体因为利益而产生矛盾，梳理各主体的关系；鼓励社区居民积极参与社区自治工作，不断加大基层民主政治的建设力度。

二是社区居委会。该组织是社区居民为实现自我管理、教育与服务而创建的群众性自治组织，在党组织的领导下，居委会对社区公共服务站的工作进行监督与指导，其中社区公共服务站的站长通常由居委会主任同时担任，显示出社区公共服务站的附属地位，两者的组织定位不同，但却为社区居委会开展社区工作营

① 张网成，陈涛．论我国城市社区公共服务的内涵与外延 [J]. 中国青年政治学院学报，2010，29（2）：124–129.

造了较好的组织环境。此外，以社区网格化管理为基础，将社区合理地划分“社情民意联络网格”，聘任义务联络员，进一步整合社会资源，拓宽覆盖面。

三是社区公共服务站。作为社区行政事务的执行主体，服务站实则分担了部分政府部门的职能，比如管理社区事务、提供公共服务等，受居委会的直接领导，在业务上则要听从街道综合治理中心的安排。其中，服务站成员包括站长、副站长以及专干，所有成员都需要受到街道办事处、居委会以及社区居民的监督与考评。就其本质而言，社区公共服务站是“民办非企业单位”，具有独立的法律责任，可以自发开展财政核算工作。

（二）社区公共服务供给的问题

1. 单一的服务模式不能满足多元化需求

公共服务的多元建设，一方面会保证城市的有效供给，另一方面也会使得其服务质量达到提升。当下，不同地区的公共服务供给都存在一定的差异性，呈现的状态是单一供给，此种模式带来的弊端也是显而易见的，成本高、效率低已成为常态，而这并不能适合当下发展，更不能满足社会需求。在当前的环境下，政府职能的多重性以及多样性使得这些公共服务不能够落实到位，应该由社会中的相关企业或者非政府组织来管理，这样就能够逐步完善公共服务体制，使得社会消费的多元化得到有效的满足，从而避免出现信任危机。

在当前的管理体制之下，可以看出，政府部门依然承担着公共服务的职能。由上到下，实行责任制，上级领导直接指导社区居委会的日常工作，这些工作主要有社会维稳方面，定期考核方面，计划生育方面，等等。政府对于类似这几种工作都倾力付出，然而在公共服务方面却不常提起，在一定程度上忽略了当地的发展，使其公共服务不能够切实满足民众的需要，使得当地的社区公共服务出现服务范畴小以及服务不到位等现象。根据相关的调查能够看出，一方面，目前社区居民最迫切需求的公共服务是“老年人服务”“医疗卫生服务”和“劳动就业指导服务”；另一方面，通过同相关工作人员的交流能够看出，最需要的公共服务就是相关文化场所的建立以及医疗、就业保障等方面。当下部分地区能够提供的服务已经得到了较好的发展，尤其是在治安方面以及绿化环境方面都已经成效显著。然而，时代和社会对公共服务又提出了新的要求，体现在文化娱乐以及便民利民等方面，一方面要求服务质量要取得进阶性发展，另一方面要求服务呈现多样化，这也同时是城市发展的必然要求，在当下乃至今后都存在巨大的发展空间。除此之外，居民身份的多样化就决定了其需要的社会服务存在一定的差异性，对于新的“社会群体”来说，社区服务质量的多样化以及差异化是必要的，其表现形式也不尽相同，主要体现在环境绿化、治安秩序以及卫生管理等方面。另外，低收入群体更加倾向于对于社会保障、社会福利以及就业保障等方面的要求。总体来看，群体的差异性就决定了服务要求的差异性，这并不是轻轻松松的调整便能彻底解决的。

2. 政府供给与居民需求不一致的矛盾

（1）社区居民公共服务需求表达渠道不通畅。

社区居民需求表达渠道不畅主要有两个方面的原因：一是社区居民自身的内部原因，相对有限的文化水平，降低了有效表述意愿的能力，在公共服务供给方面很难描述自己的真实想法；二是外部原因，传统的常态化政府供给模式，居民认为公共服务供给是政府单方行为，居民并不清楚作为城镇居民的权益，亦未把享用公共服务作为一项权益来维护。了解民意前提下的供给才是符合实际的有效建设，因此畅通沟通渠道，让政府等主体供应单位获取民意是正确决策的前提。

（2）新农村社区公共服务供给质量较低。

新农村公共服务供给内容比较单一，园区内公共设施更新换代较慢，闲置资源较少进行相应转换，传统型的产品较多。随着社会发展，社区居民对公共服务要求逐渐提高，目前实际配置滞后于居民的实际需求。居民对健康休闲要求逐渐提升，同时将公共活动空间视为主要的交际场所，因此当前的公共服务产品中缺少相应模块化设计。

（3）社区公共服务项目创新度较低。

随着社会的发展，人民对于美好生活的追求也日趋增长。但当前公共服务项目和产品的资源配置创新度较低，可以说传统配置比重较大。随着社会发展，大众需求也在升级，相对传统的服务很难满足大众的多元诉求。公共服务产品迭代能力较差，公共服务体现出代际差异，因此在公共服务空间构建方面，应融入不同代际需求元素，利用现代化手段，最大程度实现公共服务产品的迭代，降低闲置，提高利用率，提升满意度。

3. 存在资金短缺问题

“社区是个筐，什么都能装”，这是对当下一些地区社区服务工作最贴切的描述。社区自建立以来一直承担着地区的社会服务职能，从协助办事处工作到人们公共事务的负责办理，从参加各种公益活动到完善服务机构，都展示了社区的责任承担能力。然而，通过近些年的发展来看，社区服务工作存在经费不足的情况，以至于某些服务工作因此无法开展，为人们带来了较大麻烦。在日常的生活中，当地的市政府以及街道办都为此投入了大量的资金用于支持服务工作的开展，但是面对服务要求的提高，这就显得捉襟见肘。除此之外，这种模式下也使得政府的资金投入成为社区公共服务资金的唯一来源。随着社会的发展以及人们意识的提升，也为此提供了一定的资金，但是这种现象并没有得到更大的扩展，而是处于一种初级的发展状态，难以扭转当下的局面。

4. 没有重视社区非营利组织及社区居民参与

社会非营利组织在社会力量中占据着重要的地位，能够推动政府职能的转变，提高服务质量。为了建立完善的城市管理服务体系，就要坚持政府的主导地位，通过社会群体的参与以及个人多种渠道的参与，从而将城市管理的部分职能进行重新规划，划分出一部分的职能交付给第三部门。通过对社会非营利组织的建设，能够在一定程度上保证社区服务质量。社会的公共服务职能也发生了转移，由社区非营利性组织来进行承担，这也从侧面减少了政府对于公共服务管理的压力，进一步增加社会的凝聚力，改进社区的融合性，有效地化解不同主体之间的矛盾，形成良好的社会氛围，与此同时，始终坚持“自愿、自治、民主、合作”的服务原则，通过这种服务模式来协调民众同政府之间的良好关系。政府是行政部门，必然存在行政化的因素，难免具有强制性，缺少相应的人文关怀，容易引起民众的不满和产生矛盾，但是社会非营利组织并没有这一行政色彩，而且具备更多的公益性。一些社区没有重视对第三部门的运用，同时也忽略了市场的作用，从而制约了社区服务的发展，存在资金短缺问题。

城市社区公共服务的建设，其本质上是同民众密切联系的，民众也是其服务对象，所以，在这一工程的建设过程中，就要始终坚持民众的核心地位，以人为本。这就需要先掌握民众的实际需求，让民众参与城市服务体系的建设过程中，让其出谋划策，才能将这一工作落实到位，才能确定实际的成效。当下很多社区民众对于这一工作的参与度并不高，没有达到预期效果，这同时也成了制约社区服务质量改进的一大瓶颈问题。

5. 没有建立绩效管理评估机制

为了能够使得广大民众积极参与社区的公共服务建设当中，就要有相应的绩效评估系统的建立，并且其系统也要进行科学合理的管理，同时也要逐步完善社会监督机制。当下在各个地区，各级政府都在采用目标考核机制，这种机制着重关注部门工作的情况，主要有如下几方面内容，分别为：其一，思想指导方面；其二，方案实施方面；其三，考核内容方面；其四，相应奖惩细则方面。对于这种量化目标考核方式来说，其考核的范围涵盖了政府的全部部门，除此之外有的政府部门出现了"压制性"的管理体制。面对这种环境，各地区也要逐步完善这一机制，充分发挥相应的管理职能，提升其专业化职能。

6. 社区公共服务专业化程度不高

对于当下的社区服务来说，朝向专业化的发展已经成为必然趋势，在这个过程中，必须要做到如下三点：其一，要有专门的资金来源；其二，要有完善的服务组织；其三，要有相应的人才队伍。社区服务的发展，最终目标就是要达到专业化的水平。当下，国内在这方面的发展并不成熟，没有系统的服务体系，同时职业化的程度也没有达到目标要求，当然也没有相应的人才队伍。对于从事的人员来说，主要由社区干部以及一些社区中的妇女、退休员工来组成，他们是整支队伍的主力军，虽然由他们来承担相应的服务职能，但是业务素质并没有达标，甚至并没有受过专门的培训，从而不具备一定的专业知识和技能，使得当下的众多服务设施处于闲置，不能够提供差异化的服务。除此之外，也对社区的居民进行了问卷调查，在整个过程中，可以看出民众对于这些人员的工作并不认可，其服务水平的不到位不能够满足他们的需求。

三、社区体育公共服务现状

（一）网络化背景下社区体育公共服务的特征变化

1. 社区概念得以扩张

社区体育公共服务中的"社区"，将体育公共服务的其他各方面要素进行了划分与限定。也就是说，"社区"这一概念不仅是社区体育公共服务的前缀，也是其中其他要素的界定基础。社区是地域、人口、意识与联系的综合体，在网络化背景下，上述四个方面都会发生改变，并使得社区的概念内涵随之发生改变，进而使得以社区为前提的社区体育公共服务的概念与内涵也发生变化。

首先，社区的地域范围得以扩大。网络化时代的地域实际上因符号环境或者网络媒介正趋向于消失，技术影响着地区现实，也就是说，网络化时代的地域概念并不如网络化时代前那般清晰，这一地区壁垒的破除可能会影响到现实的诸多方面，如社区体育公共服务的供给对象、供给范围等。其次，社区内人员等要素的范围发生变化。人口流动也因为地域属性的逐步破除而加快，过去以血缘、宗族等为基础的人口集聚正在从本质上发生改变。网络空间的信息传播速度较之传统媒介更加迅速，影响更大，与报纸、电视新闻等相比，网络化时代信息传播效率更高，其涉及面更广，也存在着更多可能性作为备选方案被网民所接受。最后，社会联系方式也因为网络媒介的使用而从传统的“面对面”现实模式转变为“点对面”虚拟模式。传统的“地理社区”可能会转变为“网络社区”等虚拟化的概念，这种情况下的社区体育公共服务供给的重心也需要进行转变。综上所述，网络化为现实的社会、社区构建了一个云化的虚拟空间，网络化时代的社区概念无论从哪一方面看都发生了巨大的内涵变化，进而影响了社区体育公共服务领域的其他要素。

2. 体育公共产品虚拟化

社区公共体育服务提供的是公共产品。传统的公共服务、公共产品与私人产品相对，在消费和使用层面上具有非竞争性和非排他性的特征。公共体育服务也是如此，传统的公共体育服务是指政府体育行政部门或者各类组织提供的具有公益性、基础性和普遍性的体育服务，常见的如体育场所的设置、公共体育竞赛的组织、体育赛事的转播或者基础类体育用品的提供等。传统的社区体育公共服务因其社区特性，范围更加特定。

而在网络化环境下，这类特定性和限定性特征则开始消解。在网络化背景下，地域、人口与联系方式等社区内涵都会发生改变，并使得社区的概念发生改变，进而以社区为前提的社区体育公共服务的总体概念与内涵体系也发生变化。在此基础上，传统社区中存在的体育公共服务、公共物品逐渐向网络化的公共物品转化，其特征包括竞争性与排他性进一步降低，并逐渐消融区域差异。一方面，上述公共物品会呈现出多样化的特征。比如传统的体育公共服务体系中，体育赛事转播通过报纸、电视等媒介进行，而网络化背景下获取体育赛事信息的渠道大大拓宽；另一方面，体育公共产品结构比例逐渐从实体为主转向虚拟为主。如传统社会背景下，政府行政部门提供更多的是实体化的体育场所、体育设施，而在网络化背景下，社会中存在的公共性体育产品中，实体化的产品比例会降低，更多的公共产品体现为健身信息的交换，如体育类技巧信息、教学数据，或者个体健身经历等在网络空间中的分享等。上述变化对社区体育公共服务的其他方面影响较大，如改变社区居民总体体育公共服务需求结构、促进体育公共服务提供端多元化与市场化等，属于基础性变化。

3. 体育公共服务需求的多元与同一化

社区具有地域性、地理特性、人文特性等，其包含了不同地区的居民习惯、文化特质等，而这些元素对于人们的体育与健身需求具有十分重要的决定性意义。如在鄂南地区，居民更多地倾向于跑步、健步走、广场舞等运动，其需求层次并不深入；而在长三角地区，居民对于健身基础设施的要求较高，如健身器材的安全性、专业的健身指导等；其他地区的需求也各不相同，如不同研究者对陕西地区、京津冀地区等的研究分别表明了，不同地区的群众对于健身的需求与体育公共服务的需求重点、层次都不一而足。但是，网络化的兴起、运用逐渐在消除不同地区之间的精神差异、文化差异以及观念差异，并间接地抹除不同地区之间社区体育公共服务的需求深度与维度差异。如上文所述，健身本质上是一种现实活动，但网络化的虚拟空间中，不同观念的碰撞使得不同社区、不同地区的人群思想开始统一，思维壁垒开始打破，在体育公共服务领域，低需求层次地区在网络化空间中可能接触到其他高层次需求地区的健身与体育概念，这可能使得不同地区与社区的体育公共服务需求趋于同一化。而在现实研究中，这一间接作用极易被忽略，而在需求层面无法明确相关发展方向。

4. 服务来源的非政府化

就体育公共服务的提供者、服务的具体内容而言，传统服务主义和国家职能主义强调了国家对于体育公共服务与其他领域的公共服务的职责所在，一般来说为社区与社会提供的体育公共服务内容都具有国家性质与政府性质，比如社区健身公共场所、政府体育用品补贴、体育专业基础知识宣传专栏等。而在网络化背景下，这类服务的来源与内容中的政府特征与国家特征开始消减，并开始呈现出市场化与社会化的特性。首先，体育设施方面，市场化的体育服务供给机构如商业化健身房、社区市场化健身场所，一般由小区与外部机构协作运营；其次，体育用品方面，网络平台所提供的采购途径渐渐取代了传统政府化供给；最后，专业指导与知识技艺方面，社会化组织的体育公共服务志愿者如协会成员等承担了一部分专业指导的职责，降低了政府主体在该方面所承担的结构比例，同时市场化的专业指导服务更加凸显，如有偿健身教练专业指导服务、网络专业体育健身交流平台、商业移动 App 所提供的免费或有偿信息化指导等。也就是说，传统单一主体与单一内容的政府化模式已经借网络化平台、数据化技术转化为政府主体、社会化主体与市场化主体多元主体并存。

（二）社区体育公共服务的问题

1. 社区体育基础设施难以满足需求

居民开展社区体育活动必须有相应的体育健身场地和设施。社区运动健身场地的选址情况以及场地内健身设施的种类丰富程度都会对社区居民进行健身活动的参与度有着重大的影响。

一些社区居民的健身设施类别太过单一，设备不够齐全，体育场地设施分布不均衡、场地设施与全民健身需求不匹配的情况还很突出。许多新建小区未能按标准规划、配建体育场地设施，老旧居住区和乡村地区体育场地设施短缺，多功能运动场、智慧健身路径、智能健身舱等智慧化、智能化的体育场地设施投建数量还不多。而社区居民对于健身的意识和需求却日益提高，从而导致人们总体对于社区健身设施类别的满意度偏低。

2. 社区体育经费来源渠道少

社区体育经费承担着社区体育场地建设、体育健身器械购置以及后期的保养维修等。如果社区体育经费投入不足，社区体育公共服务就很难开展。

大部分社区体育的经费主要源于政府部门的专项资金，而企业、个人资助和社区居民集资则占比较少。这些资金既要用于体育场地的建设和健身器材的购买，还要用于日后健身场地的维护以及社区体育活动的开展。因此资金来源渠道较少将会导致社区无力承担设施的后期维护以及新器材的增添，社区的体育活动组织也会因此减少，从而难以满足社区居民日益增长的健身需求。

3. 社区开展体育活动不足

社区积极举办体育活动可以丰富社区居民的业余生活，鼓励更多的社区居民参与到体育锻炼中来，帮助社区居民养成良好的锻炼习惯、增强自身体质。

一些社区受限于经费、场地、组织管理等多方因素，在社区内组织开展各种体育活动的频率很低。并且由于宣传工作的不到位，导致许多社区居民对于社区开展体育活动的情况没有能够及时知晓。这样就不利于社区体育活动的广泛开展，也无法带动那些不经常参与体育锻炼的人群加入进来。

4. 社区居民体质监测工作开展欠缺

为社区居民开展体质健康监测工作，可以准确了解居民体质健康状况，从而能够科学指导社区居民进行健身活动。

一方面，现阶段整体的社区居民体质检测点较少，且社区配备体质检测工作人员数量也严重不足。同时，由于体质检测花费时间和财力，社区居民也缺少参与体质测试的意识，认为体质检测是一种可有可无的检查。另一方面，社区在开展健康体质监测工作中，由于缺乏专业的体质监测员，导致信息填写错误率较高。测试结束后也较少进行抽查回访，缺乏对测试人员的体质健康状况的进一步统计和后期跟进。久而久之就会形成恶性循环，社区医疗卫生部门无法得到居民的体质检测数据，体育部门也就没有办法根据居民的身体健康情况提供具体针对性的健身指导。

5. 社区居民缺乏科学的健身指导

社区居民的健身活动开展需要科学专业的指导，这样才能获得较好的健身效果，并且避免在健身过程中出现运动损伤，从而养成长期科学健身的良好运动习惯。

社区居民参与健身活动时运用到的健身知识主要来自网络媒体、健身 App 以及健身同伴之间的互相交流。其中网络媒体和健身 App 多用于年轻人之中，得到的健身指导相对规范。而中老年人则主要依靠健身同伴之间的交流，往往很难得到科学规范的指导。很多社区在体育指导员的数量配备方面严重不足，其中部分体育指导员还存在着知识技能欠缺的情况，导致社区居民在健康知识和体育知识上相互割裂且都相对匮乏，虽然“生命在于运动”的常识人所共知，但对于如何运动、通过何种运动促进健康，却了解甚微。

第二节 社区医疗卫生服务现状

一、社区医疗卫生服务的概念

社区医疗卫生服务最早起源于 18 世纪的全科医学，是由英国率先提出，后经美国、德国等发达国家逐步探索发展起来的一种医疗发展模式。社区医疗卫生服务作为医疗卫生体系的基础已经被许多国家广泛接受和认可，它的地位和作用无可取代。发展至此，社区医疗卫生服务也日渐成熟，被各国公认为最佳的卫生服务保健模式。

社区医疗卫生服务是一种以社区为服务范围，以社区家庭为服务单位，帮助解决常见健康问题为目的的基层医疗卫生服务。社区医疗卫生服务与一般医院的区别在于，社区医院更关注个人、家庭与疾病、健康的整体关系，而非一般医院提供专科类的疾病服务。

二、社区医疗卫生服务的问题

（一）社区卫生服务中心配备不足

社区卫生服务中心是以解决社区卫生问题、满足基本卫生服务需求为目的的基层卫生服务机构。社区卫生服务中心的医疗设施以及医护人员配备情况对于社区更好地为社区居民提供医疗卫生服务至关重要。

现阶段只有一部分居民认为社区医疗服务中心设施能够满足他们的基本需求，而大部分居民则认为社区医疗服务中心设备资源不足。医疗卫生服务中心主要存在着医疗设备落后、医生专业水平较低、缺少医护人员以及卫生环境差等不足。设施的配备不足源自资金投入的缺少，人力资源的匮乏则是因为社区医务人员比起医院专科医生资金待遇偏低，因此大医院更能吸引优秀人才，社区卫生服务中心想要留住专业技术人才则非常困难。甚至还导致出现了培训越多，反而流失率越高的现象。

（二）社区居民对于社区卫生服务中心缺乏信任

经调查发现，社区居民患感冒等普通疾病时，普遍会选择自行前往药店买药治疗或者去医院就诊，仅有少部分人会选择在社区医疗卫生服务中心进行就诊。城市地区医院资源丰富，社区居民就医需求层次也比较高，无论疾病大小都更加倾向于去大医院进行治疗。大部分社区居民对于社区医生不够信任，从而不放心在社区医疗卫生服务中心进行救治治疗。社区卫生服务中心的病床闲置与大医院的人满为患对比鲜明。

（三）社区居民建立健康档案情况不理想

社区帮助居民建立健康档案有助于社区更好地为社区居民提供医疗卫生服务，从而更好地帮助社区居民提高身体健康水平。

目前，只有少数的社区居民建立了健康档案。究其原因，一方面社区卫生服务中心没有很好地履行职责，另一方面是这些档案只能够在建立档案的社区卫生服务中心使用，不能够应用于其他的医疗机构中。而居民通常会更加信任在三甲医院进行治疗，因此普遍认为没有必要在社区建立健康档案。

（四）社区医疗保险未尽其用

医疗保险制度的建立和实施集聚了单位和社会成员的经济力量，再加上政府的资助，可以使患病的社会成员从社会获得必要的物资帮助，减轻医疗费用负担。医疗保险的合理有效使用对于城市社区居民医疗保障的影响至关重要。

社区居民医保卡主要用于药店买药以及医院就医。但是也存在一大部分社区居民将医保费用于购买非药用产品，使医保卡变成了购物卡，医保基金对人们健康的保障价值没有真正体现出来。

（五）社区健康知识宣传不到位

社区健康知识宣传可以提高人们的健康意识，促进养成良好的健康习惯，防止由于缺乏健康知识而产生不良的生活习惯。

基本上所有的社区都或多或少地组织开展了健康知识讲座。但是很多社区居民并没有意向参加社区的健康知识讲座。其中，经常参加健康知识讲座的基本都是55岁以上的中老年社区居民，他们普遍都是因为社区健康讲座会为参与者提供一些奖品所以才来参加，实际收到的宣传效果并不是很好。

第三节　社区老年人“体医结合”服务模式的构建

一、“体医结合”对促进城市社区老年健康服务的意义

（一）健康关口前移，控制老年慢病蔓延

“体医结合”促进老年健康的首要意义，在于推动健康关口前移，控制慢性疾病在老年人群中的蔓延。实质上，在当代社会“运动饥饿”盛行，因不健康生活方式导致的各类慢性疾病盛行的背景下，“体医结合”是维护国家健康安全，保障国民体质水平的必经之途。特别是对于本书所涉及的社区老年人而言，由于不可逆的生理规律，这些老年人的健康风险不断增高，所以通常只能通过加强体育锻炼以及提高免疫系统应对疾病风险的能力来提高有质量的健康期望寿命。他们的生理特点逐渐表现为脏腑气血的自然衰退，人体各种功能的逐渐退化以及机体调节功能的稳定性降低。因此，适当的体育锻炼活动可以提高机体的新陈代谢能力，使得机体的器官功能和肌力功能增强。适当的体育活动能够加大肺活量，使心肌收缩加强，从而增加血液供应，促进血液循环，使得心脑血管功能加强，进而使身体素质得到改善。体育和医疗的融合使得老年人在锻炼的过程中通过医学的方法和手段结合体育方式进行身体锻炼，达到防病治病的效果。推动老年人群在体育锻炼中形成良好的健康方式，形成“健、养、医”深度融合的老年健康的生活方式是未来健康中国战略的必然要求。

（二）运动处方入医，提升医疗服务质量

在中国人的传统思想中，以“药物预防和治疗”为中心的健康系统一直占据

主导地位，医学界在处理、应对很多疾病时也主要依靠药物来进行早期的预防和后期的各种治疗，给家庭和社会带来高昂的经济代价。运动治疗法是所有慢性疾病治疗的基础，成本投入相对较低，绿色可持续性较强。经过多年的临床科研和实践证明，运动对肥胖、高血压、骨质疏松、肿瘤等一些慢性病有着显著的改善作用，可以起到延缓疾病发生和发展，甚至实现康复的目的。当医生为老年人开出“运动处方”时，医生首先必须要对运动有充分的了解，其次他们的医学知识要足够丰富，进而才能开具出适合患者的运动处方。在“体育和医学相结合推动科学健身指导示范区标准化建设”和“推动运动处方指导三大慢病人群科学有效运动”这两个专项工作的基础上，运动和医学他们所依托的自身体育、医疗优势资源，将体育科学的理念和现代医学的理念、运动处方和医学治疗、测试技术的方法三方面加以融合，从而创立以运动为特色的专科门诊，建造慢性疾病运动处方和运动安全风险评估这两大特色，为患者提供可持续绿色的健康的安全运动途径。在“健康中国”上升为国家战略的那一刻，我们就需要这样一张“运动是良医”的“绿色”运动处方，从而为国家的健康持续发展保驾护航。

（三）健康健身合一，干预老人生活方式

把开展体育活动作为推进全民健身运动、提高市民健康素质的载体，坚持“大型示范、小型受益、特色推动、主体多元”的工作思路，持续举办不同层次、不同规模体育健身赛事活动，实现“周周有比赛，月月有活动，全年不间断”。围绕元旦、全民健身月和全民健身日等重要时间节点，精心策划组织各类主题健身活动，广泛调动市民参与健身的积极性。积极沟通协调，将全民健身工作融入各部门工作。与共青团、工会、妇联、残联等部门合作，结合老年人的特点，制定适合不同地域和不同行业特点的健身运动项目，大力发展广场舞、健步走、健身跑、球类、骑行、登山等群众喜闻乐见的运动项目。使健身和健康融合，在健身中获得健康，从而干预老年人群的生活方式，获得一个健康的体魄和精神面貌。

（四）康体产业融合，构建新兴银龄产业

康体产业尤其是养老服务业是一个具有巨大发展潜力的朝阳产业，是促进经济社会发展的新动力。在《国务院关于加快发展养老服务业的若干意见》[①]中提出要“形成一批养老服务产业集群，培育一批知名品牌”。在《国务院办公厅关于

① 《国务院关于加快发展养老服务业的若干意见》2013 年 9 月 6 日由国务院下发 .

全面放开养老服务市场提升养老服务质量的若干意见》[①] 中提出要“推进‘互联网+’养老服务创新”。如何打破中国传统式的养老，从养老地产、医疗设施、养老服务等机构开始，不仅要真真正正帮助到老年人，还更应该关注品牌产业的建设，特别是老龄事业能够在当今互联网浪潮的推动下，建立推进“互联网+”养老服务新模式、健康养老服务业集聚区和“医养学康”综合项目、“智慧养老”综合服务项目，通过“互联网+”积极运用大数据、人工智能、物联网等技术，实现传统养老服务业的转型升级。要顺应新时代的发展要求，创新养老新思路，积极主动地应对人口老龄带来的机遇和挑战，统筹规划各界的资源，进行深入的交流与合作。积极参与和发展养老行业，发挥各界的作用和优势，共同促进新时代背景下的康体产业融合，构建新兴的引领产业。

二、“体医结合”社区养老服务模式的构建

（一）构建原则

1. 需求导向原则

“体医结合”社区健康养老服务是为了满足老年人的体育健康和养老服务需求。老年群体的个体差异比较大，需求自然也千差万别，因此，“体医结合”健康养老服务模式建设要坚持以老年人的健康需求为核心，“体医结合”健康养老服务的内容和项目要以满足不同层次的老年人对体育健康和医疗健康的需求导向为原则。

2. 区别对待原则

“体医结合”社区健康养老服务的对象是老年群体，主要目的是满足不同层次老年人的不同养老服务需求。由于服务对象的身体状况、经济情况、家庭环境等因素不同，其服务需求也存在一定的差异，所以在体育健康养老服务供给方面，必须坚持满足不同老年人的不同需求的区分对待原则。

3. 资源优化配置原则

构建“体医结合”社区健康养老服务模式主要源于政府部门的支撑，特别是政府财政和政策方面的支撑。由于政府投入养老服务体系中的资金是有限的，所以构建“体医结合”社区健康养老服务一定要坚持资源优化配置的原则，结合政府和社会的资源，并吸纳社会资源参与，实现资源的最大整合与利用，发挥最大合力。

① 《国务院办公厅关于全面放开养老服务市场提升养老服务质量的若干意见》2016 年 12 月 7 日由国务院办公厅印发 .

4.民生导向原则

民生是全体人民在社会生活中的基本需求，包括教育、就业、居民收入、医疗卫生、社会管理、社会保障等众多方面。改革开放四十几年来，我国社会主义事业飞跃发展，在经济、政治以及文化等方面，都取得了丰硕的成果。但正因为社会迅速发展，许多改革带来的消极问题来不及消化，并且没有及时做出合理的处理，从而造成人民大众利益的损失和矛盾堆积。老年人生活质量和生命质量在社会发展的进程中也出现众多问题，空巢老人的孤单、老年慢性病的扩大、生活自理能力下降等一系列问题也在威胁着广大老年群体。总之，社会发展是一个正负能量的综合过程，如何在社会经济发展中未雨绸缪，避免一些问题的发生，需要在社会发展的根源和观念上进行一些处理。老年生活质量和生命质量的提高也是回应了发展根源和理念——民生，也就是社会发展在根本上是为了实现人民生活的富足和精神上的康乐。

（二）构建目标

根据马斯洛需求理论，老年人的需求主要集中在较低层次的生理需求和安全需求，在满足基本需求后才向更高层次的社交需求、尊重需求和自我实现需求延伸。

然而目前，我国老年人口寿命质量并不乐观，约有七成老年人健康状况较差，处于亚健康或患病状态。我国老年人慢性病患病比例较高，几乎一半的老年人从不锻炼、睡眠质量不高。从老年人的照料护理服务状况来看，老年人照护服务需求持续上升，老龄服务需求旺盛。健康需求已成为制约我国老年群体更好地生活和生存的瓶颈。

我国老年人对“体医结合”健康养老服务的需求很大，而且很多老年人有能力购买“体医结合”健康养老服务，但是目前政府和社会能提供的服务内容还很局限，大部分老年人的健康养老服务需求还得不到满足。

以满足老年群体日益增长的健康需求和促进老年健康服务，实现跨界融合、资源共享、优势互补、效益最大化为根本目标。贯彻落实《“健康中国 2030”规划纲要》，加强“体医结合”和非医疗健康干预，发挥“体医结合”在老年健康促进、慢性病预防和康复等方面的积极作用。形成在政府顶层设计主导下的老年健康管理服务模式，并在健康监测、“体医”融合复合型人才的培养、老年健康宣传和社会志愿服务组织等方面协调互动，共同构建促进城市社区老年健康服务的路径，为建设健康中国助力。

（三）构建框架

结合我国的经济状况和老年人的需求，试图构建适宜我国的“体医结合”社区健康养老服务模式。其总体框架结构为：以养老服务供给和需求评估为基础，以政策和资金保障、行业监管为支撑，构建分层次、多元化的社区“体医结合”健康养老服务模式，并形成从体育运动康复到运动养生，从生理健康到精神文化；从单一服务到多方参与的立体式体育健康养老服务内容，涵盖不同年龄、不同层次、不同需求的老年群体。在整个模式的运行中，政府和社区应坚持对低收入群体中的高龄、空巢、生活不能自理的老年人优先提供体育健康服务，减轻家庭和社会的负担。首先，社区需要对社区内有体育健康养老服务需求的老年人进行服务内容的评估，形成服务项目，其次由社区对志愿者、社会公益组织、社会机构等服务提供者进行统一管理和调配，并将服务项目和服务任务下发给服务提供者，最后在社区的组织下由服务供给者向服务对象提供服务。在整个模式运行中，服务对象、服务提供者、政府和社会等需要对服务质量进行监督和评价，并将意见和建议反馈给社区，再由社区定期将反馈意见进行整理，纳入服务评估体系，优化服务内容，形成动态的良性服务运营模式。

“体医结合”社区健康养老服务是一个多方共同参与的动态系统，政府部门在服务模式中起着主导作用，政府为“体医结合”社区健康养老服务模式提供政策、财力、基础设施、行业监管等保障；社区作为整个服务模式的核心，则需整合多方资源，保障体育健康和医疗健康的服务供给，为老年人提供体育健康服务和医疗健康服务，保障各环节的顺利运行。服务内容从科学健身指导到康复运动，从主动锻炼到被动运动；服务对象全面覆盖老年群体，既包括生活完全能够自理的老年人，也涵盖失能、半失能老年人；既能够照顾贫困老年人，也能够服务于中产和富裕的老年人，增大了服务的受益面。该模式在我国体育健康养老服务构建目标的前提下，根据我国养老服务相关政策，建立“体医结合”社区健康养老服务的基本功能，整合政府、社会和家庭资源，形成以政府为主导、社区为核心、家庭为依托、社会为辅助的“多元化”的服务供给模式。坚持以政府为主导，拓宽资金筹措渠道，建立专业化的服务团队和志愿者队伍，按照老年人的年龄和健康状况、家庭类型、收入水平等不同维度，满足老年群体多层次的健康养老服务需求，并逐步培养老年人形成健康的生活方式。

第四节 推进社区老年人“体医结合”服务模式的主要问题

一、“体医结合”相关政策不完善，管理部门不明确

目前，很多地区存在的“体医结合”促进健康相关的法律规范不健全，尤其是“体医结合”促进老年健康服务的政策相对匮乏。第一，基本政策制度不完善。地方政府关于“体医结合”的政策主要是根据《“健康中国2030”规划纲要》来制定，而它的目标定位是覆盖全年龄段成员，关于老年这一特定群体的健康服务相关规范很少。第二，缺少政策配套支持。“体医结合”作为健康关口的一项重要的手段，离不开体育部门、医疗卫生部门的相关政策、宣传教育等众多部门的协同合作。第三，制约老年人群“体医结合”的主要一点是相关健身场所的不足。相对于中青年人群，老年人由于具有相对较高的健康风险，选择体育锻炼的场所很受限制，主要为公园、社区健身广场等，因此除了全民健身中心和一些社区卫生服务中心，对于专业的具有“体医结合”健身的场所很少，而大部分的医疗机构只是配备了简易的“体医结合”检测设备，比如一些体育锻炼或者恢复身体机能的体育锻炼设备。所以，要建设适合老年人群进行体育锻炼且具有“体医结合”的特殊场所，大量的资金支持也是其根本的保障。如何完善适合老年人的文化体育和医疗卫生等设施的建设，如何通过运用更加灵活的财政等方面政策来推动老年“体医结合”设施建设的完善，并对免费或以一种更加优惠的方式向老年群体开放的公共服务设施给予财政补贴，有待于进一步制定更加切实可行的实施办法。

另外，在社区开展体医结合工作的协同管理部门选择上，无论是由体育部门、医疗卫生部门、居委会还是新成立专门管理部门都有许多支持者。各自也都具备一定的优势与弊端，很难达成共识。究其原因，还是因为目前开展体医结合的工作缺乏具体的法规政策提供指导，也没有在社区进行试点，导致社区体医结合工作开展的管理部门不明确，各个实施部门也缺乏具体的职责划分，以至难以深入开展。

二、老年人“体医结合”思想观念淡薄

社区居民尤其是老年人对于“体医结合”这一新概念还了解甚微，大部分人表示只听说过或者完全不知道。老年人在遭遇运动损伤时几乎很少有人会选择通

过运动康复机构进行恢复治疗。究其原因，大部分社区居民普遍认为运动康复是面向专业运动员或者残疾人的针对性治疗，抑或是简单将其看作一种养生保健方式而非疾病治疗手段。整体来看，社区居民愿意通过体育锻炼获得身体健康，但因为在认知上存在偏差，导致并不了解如何才能科学有效地通过体育干预自身健康状况，这也就使得“体医结合”工作难以在社区深入开展并真正发挥其作用。

三、社区缺少能够开具运动处方的医师

目前，我国城市社区医疗卫生服务中心能够对社区居民开具运动处方的服务相对较少。运动处方是康复医师根据医学检查患者的健康状况，用处方的形式为其制定适合自身的运动种类、强度等，并标明注意事项。对于很多普通居民尤其是老年人来说，锻炼内容仅凭个人喜好选择，对锻炼项目是否适合自己身体状况并不了解。因此就需要具备专业体医知识的社区服务人员帮助社区居民选择适宜的运动项目和运动强度，从而防止因为错误的锻炼方式造成身体的损伤。社区卫生服务中心之中的大部分医生都能够对患者的运动情况进行评估，并可以为患者提供一定的运动指导。但是这些医生基本都没有经历过系统专业的运动处方培训，仅仅是凭借自身的个人经验或者图书文献中的知识对患者提供指导。同时在指导的方式上基本所有的社区医生都只能简单提供口头建议，只有少数社区医生表示可以在口头指导的基础上再做出行为指导。

由此可见，社区医疗卫生服务中心的医生目前受专业技术水平限制，对于体育运动方面的知识掌握不足，只能简单地为患者提供一些运动建议，很难为社区居民开具科学专业的运动处方。

第五节　推进社区老年人“体医结合”服务模式的对策

一、加强政府支持和引导，建立“体医结合”组织管理机构

“体医结合”是跨界下的资源整合，取决于政府主导下的顶层设计来协同治理，把技术融合、资源融合和话语权融合统筹在一起。在构建“体医结合”促进老年健康服务的实施路径中，首先要求相关政府部门加以引导、协调、支持，制定一系列的政策法规并进行长远的规划布局，合理配置每个城市地区的资源。它的制定应当通过各个利益相关主体参与讨论、发表意见来集思广益，这样制定的

政策才能符合社会各阶层的公共利益。从而确保了政府政策的合法性、民主性、合理性、科学性。

构建覆盖门类齐全、广泛、结构合理、布局科学的社会组织管理发展格局，造就一批管理科学、机制健全的社会组织，是进行“体医结合”的组织管理要求。划分不同组织部门在“体医结合”促进老年健康服务中的权利和责任，加强不同部门之间组织管理方面的多元沟通，完善各主体的权利和责任。基于全周期和全局的组织管理，将“体医结合”理念融入多元主体的政策协同，通过设置体育、卫生、教育、老龄办、妇联、残联、工商、广电、统计等不同部门的责任目标，才能构建既能相互协调又能相互监督的运行机制，实现各部门之间的相互沟通，使得“体医结合”的组织管理能长久高效地进行运转。

将老年慢病防治和健身干预的覆盖面扩大，针对性设计基于不同年龄梯次群的健康宣教与生活方式干预内容。深入推进全民健身与全民健康深度融合，积极推进健身与健康大数据共享平台建设，整合医学检验、体质监测、运动能力评估、科学健身指导等服务数据。探索推广慢性病运动干预、体质测试与健康体检相结合等“体医结合”的模式，积极开展高血压、糖尿病、肥胖症等人群健康运动干预。运用体育健身科技成果服务市民群众，加强体育运动指导，推广“运动处方”，大力发展运动康复医学。充分发挥全民健身在促进全民健康中的前端关口作用，积极推进大众健康管理服务从“治已病”向“治未病”的转变，让“运动是良医，运动是良药”成为全社会的共识。

二、建立社区“体医结合”服务站点，完善体质健康监测服务

在健康中国战略的引导下，“体医结合”的需求正在逐渐扩大，不管是老年群体的健康还是妇女、儿童、成年人的健康，对体质监测系统的要求越来越高。所以，进行“体医结合”实践活动的首要条件是获取城市社区老年人的体质健康状况数据，准确可靠的数据对体育和医疗相关部门制定科学的促进健康措施具有重要影响。

（一）推广和建立社区“体医结合”服务站点

当前，我国部分大中型城市在全民健康和健康中国战略的指导下，正逐步加强城市居民的体质监测网建设，这对于老年群体来说具有非凡的意义。通过监测网整合社区、医院、学校、企业等多方的资源，增加体质监测点，特别是社区“体医结合”服务站点，扩大服务范围，为城市社区老年提供更加便捷的健康管理服

务，从而完善体质健康监测体系。使得社区老年人在家门口就能进行体质监测，不用奔波到大型医院排队，既方便又省时。“体医结合”的一个特点就是通过运动干预的手段对慢性疾病进行控制和预防。运动干预是一个长期的过程，因此老年人群的慢性疾病要随时进行干预控制。政府不可能随时频繁地对老年居民进行监测和跟踪管理，但是社区服务站点可以及时地记录健康管理人员开具的运动处方，记录老年人在运动干预前和运动干预后的身体各项指标的变化，以便及时调整病人的运动频率、运动负荷等。因此，便捷高效的社区服务站点布置将有利于老年群体参与体育锻炼和体质监测。

（二）创新检测项目，提供个性化的服务

完善体质健康监测服务体系，要以创新发展为核心。伴随着社会经济的快速发展，以前的国民体质检测项目很难满足人们的需要，因此要增加一些新兴的创新项目，可以适当加入针对慢性疾病的筛查和监测。将血糖检测项目纳入体质监测中，通过对血糖的检测来判断测试者是不是糖尿病患者，根据数据可以提前做好一些预防和准备工作，从而减少患病的人数。另外还要更新监测系统和检测设备，引进先进的科学技术，例如心脏、血管测试仪等对人体进行更加科学的检测。通过这样的方式，各个分站的站点数据得以汇集，通过体质监测中心进行专业评估，将监测到的健康信息及时准确地反馈给参与测评的老年群体。根据监测中的结果，针对存在健康风险的老年人，先从医学的角度来评价患者的健康状况和身体机能水平，从而对患者进行特定、有针对性的运动处方，提供科学的指导，避免运动效果打折扣。

三、加强社区宣传教育

（一）开展社区体育健康知识宣传

社区大部分老年人缺乏对体育健康知识的了解，不科学地进行运动锻炼是不健康的也是不文明的，因此社区应加强科学健身知识的宣传教育，对科学文明健康的运动健身方式和新颖的活动方式进行鼓励和宣传，以舆论宣传拓宽老年健身渠道，从而扩大老年体育事业的社会影响，从而引导更广泛的老年人参加体育健康活动。从现实情况考虑，社区和体育组织在线下组织的体育健康活动较少，体育锻炼与信息服务的提供严重缺失。针对这一现象，首先社区可以在橱窗、报栏、广播等传统媒体进行宣传，或印制体育健康信息的宣传文本免费发放给社区老年

人，进行健康知识普及，提升老年人自身的健康知识理论水平。其次，社区可以联合体育、医疗部门向老年人普及体育健康知识，比如举办各类免费的讲座，开展一些体育、卫生机构和人员共同参与的社区健康咨询活动，同时，可以定期将活动名称、时间、地点等相关信息详细地罗列出来并制作成宣传板报在社区公布，使老年人能够及时了解社区所开展的活动，让他们可以根据自身需要选择相关的项目。通过丰富的宣传手段、灵活多变的形式让老年人认识到体育锻炼与医疗卫生的相互融合、相互促进是有利于提升人体健康水平的。

（二）开展社区文化活动，营造体育与健康参与氛围

在社区开展健康文化活动，有利于全面推进健康促进工作，并且在社区优良的体育健康活动气氛当中指引老年人认识健康理论以及健康技能，培育优良的生活方式以及行为，提升老年人健康素养。一方面，老年人适合日常性的健身活动，所以需要坚持小型丰富多彩的形式，要注意科学合理。社区应组织老年人多开展便于参与、活动时间短的活动，如健身展示、运动竞赛、体育知识讲座、健康咨询、体质测试等，让社区老年人加强科学锻炼，为社区老年人的健身强体服务。另一方面，市政府和社区应从丰富老年人精神生活，加强老年群体的身体健康以及身心健康视角发出，认真贯彻落实，强化老龄工作，发展老龄事业，努力为老年人营造一个科学、文明、健康的体育健身环境。

四、扩大筹资渠道，加强基金管理

积极推进制度化的社保基金筹集，不仅要对现有筹资渠道进行扩充，同时还要对新的筹资渠道进行挖掘。更为重要的是要注重各类已筹资金的投资运营发展，改善投资后管理，从而使社保资金权益得到保障，并且在实现基金最大程度安全的基础上保值增值。市政府可以在批建居民住房、商业大楼等项目的过程中清晰地指出，建设方需要上缴一定比例的资金给当地的社区，主要用来统筹构建老年群体的体育场地。另外，老年体育场地、设施建设、体育健康活动组织等资金可以从彩票发行的收益金中拿出一定比例进行投入，如果能够动员社会力量，老年体育健康发展速度将大大提升。

五、做好社区各方面保障

（一）建立“体医”融合社会志愿服务组织

社会居民的志愿服务是社会力量的重要组成，我国的体育和卫生等非营利组织在志愿服务、健康宣传等方面发挥着巨大不可替代的作用。

“体医结合”就要有这样的组织围绕着运动健康来进行相关服务的供给。尤其是在体育领域，社会志愿组织要紧紧以运动的有效性、安全性以及运动的自觉性来展开，特别是运动的安全性，这就要考虑到社会体育指导员的作用。社会体育指导员在三甲医院或者社区卫生中心的培训下可以给予老年患者运动康复指导和平时的体育锻炼安全指导。可以利用志愿组织社会公益性、服务性强，组织灵活、分布广泛等特点来提升“体医”融合的关联度。例如，山东省体育学院和济南市历城区委组织部携手开展的“校地共建健康同行”志愿活动，通过国民体质监测车，在短短的 3 个小时内，为 100 多名社区居民现场进行了这种“开门”免费健康体测服务，并免费为广大群众的体育锻炼给予指导。通过社区、高校的优秀资源，使得居民能够得到更好、更实在的好处。积极鼓励社会对科学健身行为干预志愿者服务组织进行资助，并建立表彰激励活动，从而对社会志愿服务组织开展工作形成良好的氛围。

（二）完善社区体育锻炼基础设施

当前政府投入的有限经费大部分用在了全民健身场地建设方面，而对于体医结合的老年人的配套设施不完善。老年人对体育锻炼地点选择一般首先考虑是否距离近、方便，通过调查显示大部分老年人参加体育锻炼时常选择的地点有社区、道路旁空地、社区附近的广场或公园等。因此，在市政府建设全民健身场地时应增加适合老年人进行运动锻炼的器材以及完善相关配套设施，提升老年人人均享有硬件设施占比，更好地保障老年人的体育运动安全。此外，在开发构建城市当中相应规模的学校、医院、广场以及工厂等项目的过程中，应当将体育健身场地设施纳入建设规划，并且在有限的场地上进行合理规划，尽可能地达到场地多样化的使用，以适合更多老年人参与。同时，社区内的健身器材与配套设施应尽可能地建在室内，因为当前的健身器械大多为铁制品，如果长期放置室外风吹日晒容易生锈和掉漆，这将大大减少健身器材与相关配套的使用寿命，从而增加政府的成本和投入。而建在室内有三点好处：第一，延长健身器材与相关配套设施的使用寿命，降低政府以及社区的成本和投入；第二，使健身器材与相关配套设施得到良好的维护，从而降低老年人使用器材及设施时的安全风险；第三，建在室内将为老年人营造一个更加舒适的运动锻炼环境，健身器材放置室外如遇到刮风下雨或者天气炎热将不利于老年人进行运动，建在室内将在一定程度上提升老年人的运动锻炼时间以及增强运动体验，从而影响他们的体育运动服务需求。同时，政府还可以采取购买管理服务的机制，在设施上进行创新，如增加移动设施、将场地布局与健身设施产品的开发利用有机结合等。

（三）发展与老年健康促进相适应的体育医疗技术

老年人健康促进需要与之相适应的体育医疗技术，构建并健全社区医生和体育指导员协同推动和治疗的综合健康促进模式。在调研“体医结合”技术层面，发挥三甲医院以及有技术研发能力的科研机构的研究能力，深入研究老年人常见的、适合体育锻炼的疾病，特别是日常经常出现的疾病以及地方的流行性疾病等，借助锻炼运动的手段，培育优良的健康生活方式，会提升体医结合诊治以及健康促进的成效。社区老年人需要专业、负责的社区医院、健康机构，这类机构所做的检查以及治疗应该是有针对性并且能够促进老年人身体健康的。

（四）社区组织推广老年人“轻体育”健康活动

“轻体育”也被叫做轻松体育和快活体育，在大众体育当中属于关键的构成形式。“轻体育”运动的负荷相对较小，在体能存储方面的需求相对较少，并且还能够调整锻炼者的身体系统功能以及心情，例如散步、慢跑、扭秧歌、健美操、太极拳、放风筝等，运动锻炼的自主选择性强。没有过高的技术与规则要求，只要有健身愿望，就可以参与，适合无运动基础的老年人。相比常规体育锻炼需要场地和器械以及要付出一定的资金，“轻体育”则花费相对较低甚至无需任何费用，在公园、广场或在家里都可以进行，老年人可以在几乎没有任何负担的情况下从事“轻体育”活动。“轻体育”有利于培养老年人健康的情绪，使体育活动过程不仅是健身的过程，同时还能起到“怡情悦性”的作用。老年人“轻体育”及其他体育健康活动可以依托社区来开展，在日本，体育健康活动被纳入社区建设之中，并成为一种重要的战略手段。社区要组织丰富多彩的体育健康活动，而且体育健康活动要尽量符合老年人身心特点以及是老年人所喜闻乐见的，如广场舞、太极拳、打陀螺等，激发他们参与体育健康活动的热情。此外，社区根据老年人特征可以组织各种形式的体育运动竞赛，如举办门球、乒乓球比赛等，通过多种多样的体育健康活动和运动赛事不仅可以起到促进老年人身体健康的作用，同时还可以促进老年人群体之间的相互交流。

（五）培养与引进并举，加强社区健康服务人才建设

“体医结合”服务体系涵盖了运动、医学以及营养等层面领域的理论。其有关元素的交融涵盖了运动和医学两大层面。而老年人属于特殊人群，大多数老年人患有慢性疾病，这要求社区医生必须掌握老年健康促进的科学体育锻炼知识，加强服务能力的培养，同时也要求社区体育指导员要对慢性病以及相关医学知识有所了解。虽然当前政府加强了政策的支持力度以及高校开设了健康服务相关专业，但是站在我国康复专业培育的整体状况视角上，高等院校招生的规模相对较小，实际上上岗的人员数量在 6 000 人以下。面对当前的人才缺失，一方面，医学院校和体育院校应发挥各自的优势，开设“体医结合”健康服务相关专业，并根据社会需求合理安排专业课程，对学生进行联合培养，从而更好地实现医体结合的专业培养目标。同时，政府要对高校人才与社区“体医”服务人才对接的相关政策进行修订和完善。另一方面，体育与卫生部门要相互合作，有针对性地组织社区医务人员培训有关体育理论，组织热爱社区工作并具备运动能力与医学基础的社会人士进一步地培训上岗，以发展社区体育服务工作。

第六章 老年人健康生活“体医结合”的实践路径

老年人健康生活的“体医结合”之路需要多方面努力，老年人“体医结合”中可以将各种传统运动与之相结合，怎样为老年人制定科学的运动处方也至关重要，作为未来发展趋势的养老机构更是要重视“体医结合”的构建，也要关注起老年人现代体育的发展，这一切也都离不开老年人体育政策的支持，各方共同发力，才能为老年人群体创造出一个美好的晚年生活。

第一节 老年人“体医结合”与各项体育运动的融合

一、健身气功运动与“体医结合”

（一）健身气功概述

健身气功功法在动作编排上将人体各个穴位的功效融入动作中，人在运动时，身体会结合动作进行自我按摩，不同的动作形式对应穴位产生相应的健身功效，练习时配合呼吸，可使人体达到“身、心、息”三调合一的境界。2003 年，国家体育总局推出易筋经、五禽戏、六字诀、八段锦四套功法，随后在 2009 年推出太极养生杖、马王堆导引术、十二段锦、导引养生功十二法、大舞五套功法，现在通常把前四套功法统称为老功法，把 2009 年推出的统称为新功法。2013 年 2 月，国家体育总局认定健身气功项目为第 97 个体育运动项目。2014 年，中国健身气功协会成立，随着国家重视程度的提高，练习健身气功的人数也在不断增加。

1. 健身气功的推广现状

随着我国推进健身气功的工作开展，群众开始粗略了解健身气功，但仍缺乏科学和理性的认识。健身气功运动以锻炼身体、增进健康为目标。由于未能全面认识健身气功运动的科学性，在大范围内推广健身气功存在困难。作为传统体育运动，健身气功运动在老年人群体中深受欢迎，尚未在其他年龄段中受到广泛接受，导致受众群体年龄差异不大，阻碍了健身气功的社会渗透。

目前，世界范围内的健身气功推广初有成效。在国外主要通过我国的中国武术学院、华人社团、健身机构进行宣传和推广，以锻炼身体，增进健康。然而缺少网络推广，仅通过大众传播和人际传播难以高效推广。健身气功的教学部门和健身气功爱好者协会在很多国家和地区纷纷成立，以开展长期教学。指导教学的教练员多来自健身机构、武术学校等领域。国外的健身气功爱好者中，华侨和外国人口的比例较为均匀。

2. 当今社会健身气功运动的推广策略和途径

第一，制订推广计划。针对受众主体，制订推广方案，普及理论知识。实施计划时，重点培训健身气功指导员和社会体育指导员。监督推广方式，避免不良影响。

第二，大力宣传健身气功。利用书籍、网络媒体、电视等方式宣传，对外宣传时，结合国际交流、中国语言推广、中外文化节等活动，在加强国家间的文化交流的同时，提高国家间的良性互动频率，为健身气功运动的普及、推广奠定基础。

第三，推广方式多元化，提高推广效果。在国内，健身气功普及、推广的社会公益性较强，包括推广者也是，如社会体育指导员。全面推广健身气功运动，要改变单一的、不科学的推广模式，推广模式要多元化。例如，利用新媒体、商业广告宣传；在经营性体育健身场所实际开展健身气功运动。

第四，开展健身气功竞赛。完善竞赛规则，满足健身爱好者的需求，积极推进我国健身气功竞赛发展。推广与竞赛相辅相成，相互促进。例如在健身气功竞赛中，不仅可以展示技术、交流技巧，还可以吸引关注、激发兴趣，引导群众学习、参与健身气功运动，从而推广健身气功。

（二）影响健身气功发展的因素

1. 社会群体发展不平衡、不充分

练习健身气功的多数为女性，占总人数的半数以上，男性占总人数的不到一半，女性是男性的 2.7 倍，练习者性别比例严重失衡；40 岁以下的练习者占比不到 5 %，40 岁以上的占到 95 % 以上，说明在年龄阶层也存在同样失衡问题；大学以上学历的练习者仅占两成，说明练习者整体文化水平不高，究其原因，可能是因为中老年人较多。71~80 岁的健身气功练习人群占总人数的三成以上，多数是退休的企事业单位员工、工人和教师；而 20 岁以下和 80 岁以上的练习者为零。同时，男女练习者比例接近 1 ∶ 2，男性少；50 岁以上的练习人数为 50 岁以下的练习人数的 3 倍以上；工人、自由职业者、学生练习者远少于退休练习者。说明了健身气功练习的社会群体发展不平衡、不充分。

2. 区域发展不平衡、不充分

我国经济社会繁荣发展，政治、文化、社会和谐稳定，健康越来越受到人们的重视。而在我国不发达地区和大部分乡镇，健身意识匮乏，对于生产劳动与体育运动分别不明显。群众缺乏对健身气功的理解，存在严重偏见：认为只有中老年人才适合健身气功，年轻人不适合，阻碍健身气功在青少年群体中的普及、推广；还有部分人认为存在安全隐患，甚至可能会“走火入魔”。这些都表明多数人仍对健身气功存在认知偏差，并不理解其科学原理。在大中城市普及较好，在小城市及偏远地区效果不尽如人意。另外，农村人口以老年人和留守儿童为主，中青年多外出求学或打工，因此存在年龄断层，也是健身气功在城乡区域发展不平衡、不充分的原因之一。在农村，多数中老年人没有接受过教育，田间劳作就是体育运动，他们认为生产劳动就是运动；农闲时的娱乐活动以打牌、打麻将和看电视等为主，没有健身运动。

运动具有目的性、重复性、系统性，以维持或改善身体适能为目标。作为传统的养生术，健身气功的练习时间可控，成本低，农村居民容易接受，有助于养生健身，形成良好的生活习惯，也可以推动城乡区域和不发达地区均衡发展。

3. 市场化发展不平衡、不充分

我国健身气功发展存在不充分、不均衡问题，其原因有以下四点：第一，发展经费不足，单一的政府扶持并不能实现推广目的，发展范围因经费问题严重受限；第二，练习场地易受天气的影响，如广场、公园等露天场所；第三，教练员专业水平不高，不能进行科学、详细的指导，而且免费的指导导致教练员教学积极性不高；第四，宣传方式单一，多为站点和高校教师，不能达到理想的宣传效果。

（三）健身气功在体医结合中的价值

这里以易筋经为例。

1. 健身价值

健身气功的易筋经是以调身、调息、调心三调合一的观念进行锻炼，通过意念和呼吸来调整人体机能。

（1）有助于疏通和调理全身经脉：健身气功的易筋经通过对练习者身体脊柱的拉伸和旋转，刺激任督二脉，达到整体锻炼、调理全身经脉的作用。

（2）有助于提高人体的消化系统、免疫系统：健身气功的易筋经要求习练者使用“腹式呼吸”，且腰部动作较多，促进肠胃的蠕动与消化液的分泌，对消化系统疾病有很好的预防和治疗作用，对提高人体的免疫功能也有很大的帮助。

（3）有助于缓解人体身心压力、促进心理健康：健身气功的易筋经可以使青少年强身健体，中年人减缓身心压力，帮助老年人排解孤独情绪，可以为大多数人培养良好的意志品质，也可以称之为一种良好的心理疗法。

2. 文化价值

健身气功的易筋经是我国优秀的文化遗产，它汲取了我国传统的哲学思想，有着深厚的文化底蕴。

（1）对于传承中华民族传统文化的价值：练习健身气功的易筋经有助于传播我国传统文化，对于传统文化的传承和发展也有着很大的促进作用。

（2）对于提升我国国民文化素养的价值：健身气功的易筋经中蕴含着我国优秀的传统文化以及儒释道等多家思想，其中的价值观与精神文化资源对于国民文化素养的提升有着很大的促进作用。

3. 医学价值

健身气功的易筋经能够有效改善人民体质，减少慢性病的诱因。

（1）有助于缓解慢性病，预防亚健康：健身气功的易筋经在理论和方法上都汲取了中医的很多观念，对于缓解慢性病有着长期的经验和优势，对预防亚健康也有着很重要的作用。

（2）对各种疾病的干预和治疗都有着很好的辅助作用：健身气功的易筋经通过拉伸全身骨骼肌肉疏通经络来调理全身脏腑器官，对于很多疾病的发生与预防有一定的治疗作用。

（四）“体医结合”背景下健身气功的推广问题

随着科学技术不断更新、发展，物质生活不断丰富，人们的体育健身意识逐渐增强，健身气功不受场地、器械等限制的特点深受人们喜爱。健身气功协会的成立更是加快了这项运动的发展，健身气功协会以举办高校和站点比赛、交流会为主要推广形式，在提高技术水平的同时更注重对健身气功文化的传播，使练习者既掌握动作又理解健身气功的养生功效。随着健身气功运动普及程度的提高，学校教学以及站点建设日趋完善，健身气功练习者的专业化水平也不断提高。2014 年，国家开始推行“全民健身”的国家战略，群众积极参与到体育运动中来，各种体育组织如雨后春笋般应运而生，但群众体育缺乏专业体育人员指导，导致群众体育专业化水平普遍偏低，甚至有的人长时间进行错误的动作练习，非但没能锻炼身体，反而还损伤了身体和关节。《“健康中国 2030”规划纲要》颁布后，“体医结合”理念正式以国家战略的形式提出来；“体医结合”以“全民科学健身活动”为核心，旨在倡导通过科学的体育运动，达到强身健体、提高人体免疫力、预防疾病的目的。健身气功作为我国传统养生文化的重要组成部分，其功法在动作编排、练习方法、呼吸方式上，都渗透着中国传统中医的思想，结合经络学、养生学，将健身气功“动静结合”“天人合一”的思想与传统医学“治未病”的理念高度融合。《纲要》明确提出，大范围开展群众体育，全面推广健身气功等民族传统体育项目。2017 年，“全运会”比赛项目正式加入健身气功。2019 年，国家体育总局健身气功中心制定《健身气功行动计划（2019—2021 年）》。在“体医结合”背景下，健身气功的开展有了政策支持，社会站点练习者的专业化水平提高，高校对健身气功的重视程度提升，将会带动整个健身气功运动的发展。

1. 健身气功站点中社会体育指导员专业技术水平偏低

健身气功指导员是健身气功站点的“领头羊”，负责教授健身气功运动技术，组织成员进行练习，健身气功指导员的专业技术直接影响整个站点的练习水平。经过调查，笔者发现，很多三线城市、县级以下健身气功站点的指导员学习新功法都是通过相关部门组织功法讲座，这种“速成班”成为政府推广健身气功新功法的主要方式，但是健身气功指导员在讲座结束之后的练习就只能依靠记忆、根据视频或者书本进行自学，在自学过程中会出现某些动作遗忘，或动作重难点无法达到标准，这样就会导致健身气功指导员在技术教授时降低技术水平。健身气功属于导引养生功法，需经过长时间正确练习才能体会到养生功效，动作不标准会导致练习者无法体会到强身健体、修养身心的功效，挫伤健身气功练习者的积极性，并造成各个站点技术水平参差不齐，影响健身气功运动的良性发展。

2. 相关部门对健身气功站点监管力度不够，部分站点组织散漫

健身气功站点属于群众体育的一部分，群众体育是社会成员以娱乐健身为主要目的，利用业余时间进行锻炼的体育形式，本身就具有松散性、随意性的特点。没有一套完善的管理体系，健身气功站点建设很难达到标准化、高水平，而国家对于健身气功站点的监管形式主要通过年度检查。随着近几年政府职能部门的简化，年检的权力也得到下放，相关部门只是通过负责人汇报工作对健身气功站点

实行检查，很少到实地进行考察，站点负责人往往虚报站点情况，政府部门不了解站点建设的真实数据和情况，在一定程度上会影响决策判断和资金投入。同时，健身气功站点缺乏组织性，长此以往就会出现练习散漫的情况。

3. 高校开展健身气功运动形式单一，学生缺乏课后练习热情

学校特别是高校是文化传承与弘扬的重要基地，当代大学生作为未来社会的中坚力量，是全民健身实施者的重要组成部分，因此做好高校健身气功的推广工作，既可以提高学生对中国传统体育项目的认同感，又能增强大学生对继承中华传统文化的使命感。随着“体医结合”理念的提出，健身气功作为我国传统养生文化的重要组成部分，逐渐受到高校的重视，越来越多的高校把健身气功运动列入学生的选修或必修课中。学校传授知识和技能的主要形式就是上课，而大多数学生都是通过体育课的形式了解健身气功这项运动的，学校很少通过其他课余形式组织练习，大部分学生表示课后不会练习健身气功。学校体育是培养学生形成终身体育观念的重要基地，学生只有在课后坚持锻炼，才能发挥增强体质的作用，逐渐形成终身体育的观念。

4. 资源配置的不均衡性与站点体系的不完善性阻碍了健身气功发展

2005 年，“和谐站点”工程开始实施。国家体育总局管理、监督国内外健身气功的推广、普及工作，加强基层人员技术与理论培训（精英计划）、划拨专项经费支持基层站点的硬件设施建设（如光盘、音响和书籍等）；然而偏远地区地理位置偏僻，存在资金短缺、缺少基层宣传人员、宣传效果差等问题，人民群众对于健身气功缺乏清晰认识，严重阻碍全面普及健身气功。偏远地区健身气功的推广是未来工作的重中之重。

在“一带一路”倡议推动下，健身气功在国外前景广阔。我国选派优秀教练员去国外免费教授健身气功。但这种宣传方式只是暂时的，不能为健身气功的发展提供长效助力。同时，教练员的专业能力有差异，理解健身气功的角度和高度也存在差异；另外，语言障碍是最大的问题，教授技术、宣传理念时往往因沟通不畅受到严重阻碍。

（五）健身气功与“体医结合”的融合路径

1. 政府应加强健身气功指导员培训，提高其专业技术水平

政府应加强健身气功指导员培训，增强和提高其健身气功理论知识和专业技术水平；建立指导员定期考核机制，检验指导员技术水平；制定健身气功指导员综合评价体系，对健身气功指导员的阶段性表现进行评价，根据名次给予一定奖

励，以此激励健身气功指导员；举办健身气功交流讲座，组织高水平健身气功运动员到各站点进行技术培训；组织各站点之间的健身气功交流赛，扩大群众参与度；与中国健身气功协会合作，建立健身气功段位制考核机制，激励群众的练习热情。

2. 加强健身气功站点内专门管理人员配置

站点的负责人作为政府与站点成员间的关键纽带，承担着承上启下的责任。加强政府领导和管理，增强推广意识，发挥政府的引领作用；加强社会体育指导员专业培训，增加专业的指导员配备人数；加强与社区和街道之间的联系，对群众的合理需求及时上报政府，以满足学员的健身需求。

3. 健身气功与企业体育文化建设相结合

选派思想素质高、技术水平精、课程内容标准的优秀教师对机关单位、企业员工开展高质量的健身气功功法培训，讲解其功法内涵。参与培训的干部职工要喜爱我国传统文化，有较高的思想素质，能理解其丰富底蕴和内涵；能够通过认真学习，感受到健身气功自身的魅力，以切身经历推广健身气功，成为真正的宣传大使。组织健身气功交流比赛，鼓励企业参加，有效加强健身气功与企业的融合度。开设健身气功公司、养生俱乐部、养生会所等线下实体店。除了实体店，还要利用多媒体网络宣传，与知名视频媒体平台开展合作，录制标准教学视频以广告、视频的方式宣传。出版教程书籍，利用实体店或者网络销售，多元化发展健身气功。

4. 创编多种类型健身气功功法

现阶段，经过复原后编创的健身气功功法作为重点项目发展势头较好。其动作素材取自古代文献资料，汲近代各流派之精华，辅以现代美学及医学理论，以“吐纳养生”“壮力养生”“仿生养生”“祛病养生”为核心等编创。近些年，国家已经开展其他健身气功功法复原编创工作，如站桩功、二十四节气导引养生、健身气功·明目功等，同时，正在探索其他传统养生功法，促进国民身心发展。党的十九大报告明确“实施健康中国战略”。首先，国民身体健康是首位，开展健身动机研究，区分不同群体健身需求和目标，以有针对性地编创健身气功。其次，结合医学研究和医疗现状，辅助诊疗病例和医生诊断，针对多发病症“对症下药”。再次，开设免费健身气功练习班，开展科学的普及宣传活动，并针对不同群体的健康需求，提供相适应的练习服务。最后，健全健身气功功法体系，有针对性地解决现实问题，满足多样化的健身需求，创编具有传统文化特性的健身气功功法，多层次、全方位推广。

5. 拓宽生存方式，加快产业化步伐

遵循“一带一路”原则，推动健身气功在国际范围内普及推广，营造浓郁的健身气功练习氛围。健身气功起初依靠政府财政发展，现在逐渐开始向产业化发展。应学习国外的体育产业、孔子学院产业化发展模式，由国家宏观调控、市场主导，融合市场与公益，加快健身气功现代化、产业化的全面改革，走新型产业化道路。成立国际健身气功品牌俱乐部，利用明星效应，开发新产品如标志物、服装等，刺激体育产业消费。

二、五禽戏与“体医结合”

（一）五禽戏概述

五禽戏主要包括了虎、鹿、熊、猿、鸟五种动物的动作，每个动作都分为左右两部分，五禽戏的养生保健理论基础源于中医学，那么从中医学角度来看，首先这五种动物的秉性其实代表了五神脏腑，即肝、肾、脾、心、肺，其次五种动物的动作会牵扯到相应脏腑循行的经络，刺激体表穴位，同时配合呼吸方法达到通络的作用，最后练习五禽戏动作不仅要模仿动物的姿态，更要求在神态上尽量符合，做到形神兼备、动静结合，可以达到心神安宁、调整身体内环境、缓解紧张焦虑情绪的作用。因此，从中医养生方面来看，五禽戏对维持人体阴阳平衡、气血津液的协调发挥着重要的作用。

以现代医学的角度来观察五禽戏，主要有以下几个方面：

（1）呼吸系统：五禽戏非常注重呼吸，以鸟戏为例，需要模仿鸟飞翔时的动作，当双臂上举，胸廓受到牵拉时容积增大，双臂下降时胸廓容积缩小，还要求呼吸深而时间长，节奏均匀，力度细绵，上举吸气，下降呼气，这对于呼吸肌的训练有很好的效果，同时可以将肺内二氧化碳有效地排出，吸入新鲜的氧气，提高肺通气和肺换气的效率，增加血液含氧量。在疾病的康复方面，有研究表明五禽戏可以有效地改善慢性阻塞性肺疾病（COPD）的症状，甚至逆转疾病的进展，有望成为肺康复的有效手段，包含但不限于 COPD 的肺康复。

（2）心血管系统：五禽戏作为一种中低强度的有氧运动，可以增大心肌收缩力和心排血量，长期锻炼还会降低静息心率，这都表明心脏能力得到了有效加强，另外常见于高血压、冠心病先兆症状中增高的心肌耗氧指数（HOI）和左心室作功指数 LVWI 也都表现出下降的趋势，运动时血流速度的加快，能够增加血管的弹性，降低血液黏稠度，延缓血管老化，对中老年人的身体健康具有重要意义。

（3）免疫系统：长期坚持运动者的体质较不常运动者要好，更不易发生疾病，这是因为适当的运动会增高免疫球蛋白的水平，与免疫直接关联的淋巴细胞浓度升高也最为明显，从而增强人体免疫系统。

（4）运动系统：五禽戏动作幅度较大，全身关节能够得到充分活动，对维持关节活动度有着很好的作用，同时牵拉肌肉，使肌肉得到充分伸展。练习时的全身放松，则可以有效地舒缓肌肉疲劳。另外，五禽戏动作还可以锻炼到机体的平衡和协调能力，如鸟戏会有单腿站立的动作。

（二）“体医结合”视域下五禽戏的发展与价值

中国特色社会主义进入了新时代，实现中华民族的伟大复兴，推动建成富强民主文明和谐美丽的社会主义现代化强国，要传承与弘扬中华民族优秀传统文化。五禽戏的核心是我国传统中医理论，辅以仿生学理论、养生理论与运动理论，形成了独特的健身理论体系，充分体现时代价值，是我国传统医学的瑰宝。社会进步使健康概念更加丰富，人们追求身心健康和谐发展。响应全民健身运动，强身健体已经成为一种新潮流。五禽戏融合养生、运动与健身，将成为推动全民健身运动的重要途径。目前五禽戏发展仍有局限性，并未全局发展；大众普遍缺乏兴趣或并不了解。其原因是人们对五禽戏的丰富内涵及其健身价值并不知晓。传承、弘扬五禽戏首先要以新时代理论为引导，根据大众体育运动发展趋势，深入研究五禽戏内涵及其社会价值，增强民众关注度、参与度，为五禽戏的传承与发展创造有利的条件。

我国经济多元化发展，体育文化旅游产业迅猛发展。我国许多地区以其独具特色的体育文化为根基开发匹配的旅游项目，这些项目传承、发展了地方传统体育文化，整合当地旅游资源，刺激经济发展。五禽戏的发展机遇与挑战并存。应对体育消费市场的冲击，五禽戏可以走商品化道路。安徽亳州是五禽戏的发源地，有丰富的旅游文化资源，如老庄道家文化、商楚文化、酒文化、三国魏晋文化、中医药文化等，五禽戏是其中典型代表，极具开发与利用价值。背靠多元文化体系，运用市场营销学理论，利用亳州地区的资源优势，构建五禽戏商业文化基地，开发健身商品市场、旅游商品市场、教育商品市场、文化商品市场，打造亳州最具特色的旅游品牌，扩大社会知名度，传承、发展五禽戏，发扬中华民族传统文化。

当前，工业化不断发展，城镇化趋势进展迅速，人口老龄化问题显现，且由于疾病谱、生活方式、生态环境改变，多种健康影响因素交织，多重疾病威胁并存的现状将持续存在，健康服务供给总体不足与需求不断增长之间的矛盾依然突出，将阻碍健康促进进程。健身气功疗法作为中医学防治疾病的关键方法，长久以来用于促进人们健康。在“非典”“埃博拉”等重大疫情攻坚战中，中医学都起到了重要作用，保障着人民群众生命健康。当前，中医临床有西化的倾向，抛弃辨证论治，过度依赖仪器设备，严重影响中医学发展。吸收先进经验、借鉴科学技术固然重要，但“拿来主义”“取代主义”都不可行。应基于中医学精华，坚持“辨证论治”“治未病”的原则，面向全人群和全生命周期，不断传承、发掘、弘扬、利用传统医学，服务生命健康。党的十八大以来，我国出台政策法规，在体育、医疗、保险，旅游、养老领域实现资源优化和跨界融合。其中“体医结合”的五禽戏作为健身气功疗法的典型代表，其健康服务资源优化组合具有很大潜力，发展前景广阔。

五禽戏涵盖健身、养生、武术、中医等领域，是国家首批非物质文化遗产，是人民追求生命健康和延年益寿的象征。五禽戏有力推动了“健康中国”战略实施，完善体育健身活动体系更具民族特色。

三、太极拳与“体医结合”

（一）太极拳概述

“太极”一词源出《周易·系辞》：“易有太极，是生两仪。”“太”就是大的意思，“极”就是开始或顶点的意思。太极拳运动是结合中国传统文化，如道家文化、儒家文化、易学的阴阳五行之变化、中国中医理论、古代的导引术和吐纳术形成的一种内外兼修、柔和、缓慢、轻灵、刚柔相济的中国传统体育运动拳术。1949年后，被国家体委（国家体育总局前身）统一改编作为强身健体之体操运动、表演、体育比赛用途。2020年12月被列入联合国教科文组织人类非物质文化遗产代表作名录。

民族传统体育文化的发展热潮是推动武术向前发展的动因，是传统文化传承和传播的主要创新形式，在其历史发展的进程中，必须要不断弘扬国学文化，不断扩大传播与传承，才是我国文脉相传的根本之法。太极拳运动在中国的地位不可撼动，伴随各地区各民族文化传统相互融合，太极拳运动的表现又具地方特色。所以在中国，太极拳运动在各个地区所表现的形式和张力也是不同的。我国主要太极拳门派包括陈式、杨式、吴式、武式、孙氏等。这些门派在中国太极拳运动长河中既相互包容，又互相借鉴学习，各具特色又形神兼备。21世纪初期，太极拳运动随着历史的推移和进步，有望逐渐成为全民喜闻乐见的体育运动形式之一。

太极拳运动融合了儒家、道家等中国优秀的传统文化，是一种以柔克刚、动作舒缓、刚柔并济的传统体育拳术，太极拳的练习者多为老年人和中年人，习练可益寿延年；也有陶冶心性、舒缓心态、改善情绪、提升人的心理品质意识等功效，其文化内涵丰盈。太极拳运动作为一种传统体育健身的拳术，融合了中华优秀传统文化精髓，在太极拳的发展和传承过程中发展成多家流派，各流派虽有不同之处，但均有强身健体、修养身心、陶冶情操等功效，但其文化特质和内涵是异曲同工的，其文化可大致归纳为物质文化、精神文化和制度文化。

（二）“体医结合”视域下太极拳的价值

1. 促进人们现代健康价值

基于中西医学理论体系，健康的内涵被深化，扩展为身体、社会适应、道德、心理等方面。体育可以舒缓精神压力、促进心理健康，太极拳在健身、养生、生物医疗等方面意义重大。太极拳在群体演练的过程中能够加强沟通，提升人的社会适应能力，促进人与集体、社会融为一体。基于中西医理论，现代太极拳运动承载了中国数千年儒家、道家思想文化，练习太极拳不仅可以强身健体，还能深刻感受中国传统文化内涵。在交流切磋中，培养武德，形成良好的思想道德品质，树立正确的道德观，弘扬传统文化。

2. 促进健康生态体系的构建价值

太极拳适宜在安静、清新的环境中练习，如于密林幽静之处放松身心，接受洗礼。我国实施全民健身、“健康中国”战略，人们重视生命健康，太极拳的医疗、保健功效促使参与练习的人口越来越多，人们开始练习太极拳来治疗疾病、调适状态、养生保健。练习太极拳能够促进人们身心健康，增加文化素养，增强社会适应能力，树立正确的道德观，构建良性健康生态体系。

3. 促进中西医学文化交流价值

体育与医疗互通互生，太极拳可以促进中西医学取长补短，相互扬弃。在孔子学院不同国家的人们对中西医医学认知（如疾病病因、发病机制、医疗实践）有所不同，以太极拳为载体可以促进交流，在学习、探讨的过程中丰富中西医学理论、疗法、康复、养生、健身认知。现代太极拳是中国的象征符号之一，有利于促进中医学的传播与发展。

中国历史悠久，传统民族文化丰富，太极拳文化之所以能够成为中国文化长盛不衰的名片，原因在于其符合中国国际形象和中国人的群体特征。如“静观其变、四两拨千斤”的大国方略，“人不犯我，我不犯人”的国人思维，都代表了中国国家和国民的处事风格。世界也开始接受并推崇这种中国特色思维方式。太极拳运动在传承和弘扬中国传统民族体育文化和国际政治与经济交流中地位显著。

现在，人类重视精神诉求，追求健康、和谐的生活方式。太极拳是一种良好的休闲锻炼手段，可以强身健体，受到更多年轻人的青睐。全民健身运动推动大众健身设施建设，带动太极拳运动的普及和弘扬。

科技发展推动信息获取渠道多样化，互联网更是促进了地球村的形成。文化与信息的冲击引起崇洋媚外的现象，人们对中华民族优秀传统文化缺乏认同感。传承、弘扬太极拳运动可以缓解这种现象，唤醒中华优秀传统文化，发扬奋发向上、正气浩然、自强不息、厚德载物的民族精神，展现中华民族不屈不挠、外柔内刚、儒雅自律的品格特征。太极拳最高境界是人拳合一，反映了中国古代哲学天人合一的自然观。人是自然环境的一部分，长久的修炼，可以使人回到淳朴的自然状态，消除矫饰和虚浮不实，促进身心健康、和谐。太极拳的健身养生功效因人而异，会产生不同的治疗效果，但可以提升国民身体素质，为经济发展奠定基础，营造和谐大同的社会氛围。

当前，太极拳不仅是强身健体的养生健身手段，其代表的中庸理念更是一种智慧的为人处世的原则。太极拳运动代表了“体医结合”下的健身运动，引导人们修身养性，重视身体健康，追求慢节奏生活，形成健康的生活方式。

体育与医疗以各自专长在社会生活中发挥不同作用，但鲜少被主动融合在一起。“体医结合”战略以体育运动的方法辅助医学诊疗，以减轻医疗体系压力，增强人们身体素质。作为中国传统健身养生运动，太极拳运动因其“医学渊源”和“医学特质”被赋予了新的内涵，其哲学思想深刻，运动锻炼量柔缓，受众范围广泛，社会知名度较高，成为大众性、娱乐性的锻炼方式。太极拳跨越不同领域鸿沟，推动经济社会发展，在新时代的发展中承担了重要角色。“体医结合”战略重塑了体育运动与身体健康的关系，向大众普及“不是只有运动员才能进行体育运动”，指出体育关系着人的身体健康，引发了广泛的体育运动活动、全民健身、全民运动。太极拳运动的蓬勃发展能够带动健康管理、健美行业、健身行业发展，配合全民健身运动，切实增强国人的体质健康。

第二节　以太极拳为例的老年人运动处方

一、运动处方概述

在日常生活中，处方是医生针对患者的状况开的药方，针对不同人、不同生理状况针对性地开药方，运动处方也有这个特点，是根据自身状况针对性地锻炼，增强身体素质、预防疾病。

运动处方是20世纪50年代运动生理学家卡波维奇提出的，该理念为“针对个人的身体状况而制定的一种科学的、定量化的周期性锻炼计划。①”1969年世界卫生组织采用了运动处方这一概念，得到国际上广泛的认可。

运动处方研究不断完善，细化的分类越来越多，按照不同标准进行分类是用好运动处方的关键。广泛被提及的分类法有按照目的分类；按照构成体制要素分类；按照锻炼器官的系统分类；按照实施运动处方的环境进行分类。

运动处方的内容包含了：目的、种类、强度、时间、频率、注意事项几个部分，其中种类、强度、时间、频率是最重要的四项内容。

运动目的：治疗身体疾病；增强运动竞技水平；提高身体素质。

运动种类：有氧运动；力量性运动；柔韧性运动。

运动强度：指的是运动项目对人体生理机能的刺激程度，是运动处方十分重要的一环。选择运动强度需要结合运动测试对自己的身体状况有初步了解后，再决定相应的运动强度。

二、太极拳运动处方的制定

（一）制定原则

1. 最优化原则

人类千百万年的文明史，归根结底是一部自觉不自觉地追求社会乃至人生最优化的历史。在无边无际、无始无终、千姿百态、千变万化的客观世界中，在事物的普遍联系、自己运动、自我完善、永恒发展的各个过程和层面，到处都涌动着“最优化”的潜流：无机界的“合规律性”的吸引、排斥与变化，生物界的生存竞争、自然选择、“合目的性”的遗传与变异，人类社会形态的自觉不自觉地

① 何其霞. 运动处方理论与实践 [M]. 北京：人民体育出版社，2008：1；12-15.

依次跃升与更替，等等，它们对于自身的本质规定及其存在、发展和完善，无不具有一定的最优化意义，无不与一定的最优化内容相联系。太极拳运动处方的最优化原则的核心是如何最大限度地发挥太极拳的健身效果，实现太极拳的健身价值。主要包括总体最优化和部分最优化，总体最优化是指太极拳运动处方在内容、强度、频率等整合上的最优化，局部最优化是指太极拳健身运动处方内容的最优化，主要包括本研究中编创的太极操和现有太极拳套路内容的排列与组合。这需要在评价太极拳锻炼者实际情况（年龄、学龄、体质等）的基础上，综合做出判断，制定切实可行的针对性健身运动处方，给出合理的锻炼建议，从而实现太极拳健身效益的最大化。

2. 整体性原则

整体性思维是中国传统文化的主要特点之一。中国传统哲学思想的“天人合一”，就在肯定了天、人二元对立性的基础上，把天、地、人、社会等看作密切相通的整体，强调它们之间的彼此联系，倾向于把自然和人各自的性质放在相包容的前提下予以讨论。传统医学也正是在整体性思维的影响下，衍生出了藏象理论、经络理论等独特的诊断与治疗方式和手段。传统养生学更是从人体与自然的类比关系中演化出人身小宇宙的观点，将精、气、神的全面炼养看作人体健康长寿的根本途径。整体大于它的各个部分之和，但由于科学技术的落后性，当时的人们对此尚无法领悟和理解。在经历了以还原论、可逆性、简单性、线性有序性、因果决定论、绝对客观性为基本特征的经典科学发展之路后，20 世纪 40 年代至 60 年代，系统论、信息论、控制论三大理论的出现奠定了系统科学的基础，从此人们开始利用系统科学的整体性思维，解决和阐释一些还原论所无法解释和说明的问题。

太极拳健身运动处方的制定也同样需要遵循整体性的原则。首先，太极拳健身运动处方的服务主体是人，我们需要审视健身人群的年龄、学龄、体质状况等，综合考虑后予以太极拳的健身指导；其次，如前所述，各健身要素之间存在着部分与整体的关系，并且具有整体涌现性特征，运动处方制定中既要突出主要的健身要素，又要保障太极拳健身要素的整体性特征。此外，我们还必须把握不同太极拳内容对身体机能系统的影响，通过内容的有效组合，互为补充，实现人体的全面锻炼。

（二）具体说明

1. 运动强度

已有研究显示，太极拳运动中所能达到的平均最大心率低于 140 次 / 分，并且基本只有陈式太极拳运动中心率能够超过 130 次 / 分。另有研究显示，低架 24 式太极拳锻炼心率能够超过 120 次 / 分，高架 24 式太极拳的运动心率在 100 分 / 次左右。还有研究显示，持续 3 分钟左右单式太极拳锻炼心率在 90~100 次 / 分之间，对于老年锻炼者来说，太极拳所能达到的最大运动强度相当于其 60 %Vmax 左右，其 30 %Vmax 对应的心率为 103 次 / 分，对于 60 岁以上的锻炼者来说，陈式太极拳已经是大强度的运动项目了，因此，对其锻炼内容的选择应以杨式、孙式等套路为主，并且锻炼架势应以中高架为主。

太极拳健身运动处方中运动强度的界定可以参照以下三点：一、30 %~40 %Vmax 可以作为初学者的适宜运动强度；二，太极拳健身运动处方的运动强度与不同太极拳套路内容相关；三，可以通过高、中、低不同太极拳的锻炼架势来调整运动强度。

2. 运动持续时间和频率

日本体育科学中心建议人们采用三种中等运动量的锻炼，即 15 分钟—70 %Vmax；30 分钟—60 %Vmax；60 分钟—50 %Vmax。太极拳每次锻炼持续时间应至少在 40 分钟以上。

从运动安全性角度考虑，建议身体健康的锻炼者选择较低架势，有一种以上身体系统机能亚健康或疾病状态的锻炼者建议选择较高架势。

3. 运动内容

鉴于太极拳套路内容繁杂、流派众多，本书的太极拳套路仅涉及国家普及与推广的 24 式、42 式、32 式太极剑、42 式太极剑以及陈、杨、吴、武、孙等各派太极拳竞赛套路和传统套路。根据这些套路的难易程度，以及运动强度特点，笔者依据学龄对太极拳套路内容进行了划分。

初级阶段的太极拳套路内容包括 24 式太极拳和 32 式太极剑。

中级阶段的太极拳套路内容包括 42 式太极拳和 42 式太极剑。

高级阶段的太极拳套路内容包括杨式、孙式、陈式、吴式、武式竞赛套路（任选）。

此外，太极拳健身运动处方内容还包括太极操。

如锻炼者有一种以上机能系统的亚健康状况或疾病问题，则配套出现针对性太极功能操。包括循环系统、消化系统、神经系统、运动系统、呼吸系统、平衡机能的六套系统功能操。如锻炼者无任何机体亚健康状况，对这六套系统功能操，锻炼者可以根据兴趣进行选择。

第三节　养老机构“体医结合”服务的构建

一、“体医结合”适用于养老机构

养老机构中老年人慢性病非常的明显。显然，慢性病是养老机构中老年人最大的健康或是生命的威胁。世界卫生组织曾指出，发生慢性病的主要因素之一便是缺乏身体活动。有相关调查研究表明，受传统观念影响，老年人患病就医吃药的理念根深蒂固，而事实上，老年群体所面临的问题，医疗能解决的很少。基于慢性病防控的视角下，医疗对慢性病的影响最小，且耗资最大，相对而言，我们日常的生活方式对慢性病的改善最为有效，因此以药物来维持健康、延长寿命，乃是下下之策。而国家政策大力倡导，促进“体医结合”服务在防治慢性病领域的作用，也说明“体医结合”在这方面具有很高的应用价值。社区部分群众或将作为养老机构后期的服务对象，而很多老年人患有慢性病，那么慢性病的防治也将是养老机构在服务方便所面临的问题，同时也是养老机构发展的新机遇。“体医结合”对慢性病防治具有良好效果，同时也是一种高产出、低投入、长收益的服务模式，其中“体”可以有效改善老年群体的精神生活，将“体医结合”服务模式引进养老机构非常有必要。国外学者将“体医结合”服务模式引进养老机构，取得了显著的成效，如 Rodriguez 等①认为体育运动对养老机构中老年人的认知、功能表现、健康都有好处；对养老机构中患有阿尔茨海默病的人群有很大的好处，在监督的情况下，体育锻炼对养老机构中老年群体的身体功能至关重要，“体医结合”服务模式也有助于鼓励老年人积极地参与生活。

二、养老机构“体医结合”服务的运行模式

“体医结合”服务以养老机构内的医疗机构为核心载体，同时设置体育服务

① RODRIGUEZ-LARRAD A，ARRIETA H，REZOLA C，et al.Effectiveness of a multicomponent exercise program in the attenuation of frailty in long-term nursing home residents：study protocol for a randomized clinical controlled trial[J].BMC Geriatr，2017，17（1）：1-10.

中心，统筹体育和医疗两方面的资源。通过两个部门的协力配合，实现设计服务方案前的健康管理、需求评估—服务方案的设计—服务方案实施过程—服务方案实施结果的成效评价和信息反馈的环环相扣运行模式，服务监控伴随模式的始终，确保服务的有效性。

（1）设计服务方案前：首先主要由体育服务和医疗服务分别对服务对象进行体质监测和健康检查，评定服务对象的生理机能、机能状态、健康状况等；其次采集服务对象的个人运动史、伤病史以及治疗等方面的资料，将从多方面所采集的资料整理建立档案；最后依据健康档案结合服务对象的健康需求进行服务需求评估，为下一步制定服务方案提供科学的依据，这是后期实施方案的前提。

（2）服务方案的设计：首先，由体育服务人员和医疗服务人员，根据服务对象不同的需求和之前建立的健康档案，以及现有的基础设施，为服务对象提供个性化的服务方案；其次，从大的方面依据服务对象的自身健康状况，将其分为三类人群，分别是健康或者高危人群、患病且能自理人群、患病且半自理 / 不能自理人群；最后，针对这三类人群提供相应的服务模块，即疾病预防模块、健康促进模块、康复照护模块三大模块，覆盖机构内各类人群的健康需求。其中制定服务方案最核心的内容就是开具运动处方，在运动处方的设计上，从老年人自身出发，在设计理念上，靠近老年群体，语句简单、易懂，将图片和操作方法放在一起，方便他们阅读与学习；将老年人一看就能明白、能够清楚地记得、简单易做且愿意参加并为之长期坚持作为发展目标。

（3）服务方案的实施：主要是根据之前设计的方案，由体育专业人员和医疗专业人员共同对服务对象实施方案。对健康或者高危人群主要进行科学健身知识宣传、健身指导与技能培训、健康教育宣传、健身运动处方服务；对患病且能自理的人群在疾病预防模块的基础上提供诊断治疗和体育康复运动处方服务；对患病且半自理 / 不能自理人群提供健康教育、诊断治疗、康复训练服务。

（4）服务方案的实施结果评估：主要是通过对每个模块的服务方案进行定期检查，并对服务的效果进行评估。从服务方案设计前、方案的设计、方案的实施过程以及服务方案的实施成效四个方面出发，以服务的供给者、受试者及其家属等为评估主体，以服务供给者在服务期间的观察、对受试者前后指标的测量以及最后的自我评价、对服务满意程度的反馈等主要方式进行评估，旨在通过检测的方式，达到促进健康服务成效、提高服务质量的目的。同时进行信息反馈，对评估实施服务方案的结果进行仔细研究，对服务方案中存在问题的部分，加以修正、改善；对服务效果显著的案例进行总结分析，归纳经验，并进行推广和宣传，可以使更多人了解、尝试、接受。最后对相关工作人员给予激励，给予工作的认可，提高员工的上进心，进而有利于促进该模式的良性发展。

第四节 老年人“体医结合”的政府体育政策支持

一、老年体育政策发展历程

中华人民共和国成立伊始，老年体育与学校体育、职工体育合并称为“国民体育”。在当时并没有对老年体育进一步细化分类，一切体育活动的开展与组织均服从于“发展体育运动，增强人民体质”十二字方针。羸弱的国民体质显然不能有效地服务于中华人民共和国初期的生产要求，由此形成社会主义新兴国家的建设桎梏。为此，引起了党和国家的高度关注，通过各种方式对国民体质健康水平展开提升。从那时至今，国家经过70余年的艰苦奋斗，实现了人均预期寿命从1949年的35岁提高到2018年的77岁。在这漫长的变迁过程中，老年体育政策对提升老年人群体的健康寿命与消除或缓解疾病困扰具有显著成效。

（一）以社会生产为大政方针（1978—1998年）

党的十一届三中全会调整了国家发展向度，肃清与整改了由于国家历史原因构成的混乱局面，“政治、经济、文化、社会”全方位进行拨乱反正并着手改革创新，预示着我国进入了伟大的转折时代。然而，整体性社会结构的退出机制导致了社会阶层异化与社会利益分化，由此产生了路线问题，许多领导同志围绕着国家发展究竟是姓“社”还是姓“资”的问题而争辩不休。为此，解放思想与实事求是便成为释放国民生产激情的主要方面，引导人们破除头脑中的“枷锁”，迈向社会主义的“新长征”。由此观之，社会主义道路决定着在当时未来较长一段时间内，一切工作前提均要以此为大政方针。

体育行政方面，党中央对国家体委等各级体育行政机构的领导班子进行清理、调整、充实与重建，为体育事业的新选择与发展做组织上的准备。与此同时，一大批具有管理经验的老干部即将退出行政系统。如何将老干部退休后的闲暇时光与为社会生产贡献能量之间达成有效契合，成为当时党和国家探索老干部退休制度的重要指标，以期最大限度地释放老干部群体的丰厚智慧和人口红利。关于体育行政方面，政府主要以国家领导人兼任为主要惯例。然而，当时的老年人体育活动通常以社会自发进行为主，政府干预较少的情况下使得老年人体育锻炼呈现出野蛮生长之态，一些不良组织利用老年人体育锻炼追求的健康目标，欺骗、蒙蔽老年人，严重损害了老年人群体的身心健康与国家的安全稳定。因此，老年人参加体育锻炼的秩序规制便成为政府工作的重点。1983 年，我国第一个老年人体育协会组建成功并驻扎在"十三朝古都"洛阳市，主要领导同志均为当时退休的党政机关老干部，负责统筹管理区域范围内老年人体育活动的具体事宜。由此奠定了我国老年体育工作的开端，随后全国各级人民政府都逐步在其管辖范围内设立与组建老年人体育协会。老年人体育活动的组织化程度构建趋势愈发强盛，深刻反映出党和国家对老干部退休制度的探索与创新，同时将老年人群体的人力资源开发与国家社会主义生产紧密地联系起来，以此形成体育行政政府化向体育活动社会化的转变态势。然而，当时老年人由于缺乏相应的体育需求与科学锻炼方式，导致患病率与死亡率呈现双高态势，极大地损害了国家社会的健康发展以及社会主义大生产。

为充分发挥和调动老年干部退休后对社会主义国家建设的生产效能，国家计委、民政部、劳动部等国家级行政单位，以联合颁布的形式将系统性的老年人发展凝聚于《中国老龄工作七年发展纲要（1994-2000 年）》之中，强调突出体育对身心健康和延缓衰老的功能。实现这种目标的战略基础便是通过老年人参加文体活动，消除身心健康问题，释放因此被束缚的社会生产力，从而有效保障社会生产关系始终处于良性态势。然而，老年人群体参加体育锻炼的现实情况是消极的，对待体育锻炼的认同感微弱，体育锻炼通常被认为是那些脱离贫穷的"富人娱乐项目"。为此，有必要从法的高度为全国老年人参加体育锻炼构建正确价值观，以此引导老年人群体本身和社会全体公民的体育权利观。因此，1995 年颁布的《中华人民共和国体育法》正式宣告老年人体育锻炼的合法权利受到法律保护，尊重与支持老年人参加体育活动是每个公民都应遵循的法律制度。同年，作为有法可依的政策延展，涉及老年人体育锻炼科学化的《全民健身计划纲要》新鲜出炉，强调突出老年人参加体育锻炼的科学化，以此规避本不应出现的运动损伤。由于我国当时国民文化水平整体偏低的情况，老年人体育锻炼应以接受相关教育为先提条件。但是，作为弱势群体，老年人通常不能有效保护自己的相关权利。为此，1996 年《中华人民共和国老年人权益保障法》应运而生，其中明确了地方行政需强化老年人的文体工作，同时注意向老年人群体普及健康知识，为老年人体育锻炼提供相应的服务。经济基础决定了政府保障老年人体育活动的水平，体彩基金的"五分之三"都需支持全民健身计划。由此观之，老年人体育锻炼不仅能够强身健体与延缓寿命，而且服务于国家社会生产的全局战略。党和国家通过规划、立法、纲要、任务等形式来保障老年人体育锻炼的合法性、科学性、民主性，最终促进生产力与生产关系的良性发展。

（二）以小康社会为奋斗目标（1999—2011 年）

为实现“五有”目标，党中央和体育管理部门大力推动体育产业的积极发展。国务院 1999 年发布的《关于加强老年人体育工作的通知》是对体育体系的重要补充，也是体育政策中第一部为老年人制定的。《全民健身条例》[①]《全民健身计划（2011-2015 年）》则对我国全民健身体系、事业做出系统化的规范要求。1999 年进入老龄化社会后，广大老年人群体的体育健身意识愈发强烈，对体育健身场地设施的要求愈加迫切。

这一阶段出台的社会体育政策，随着国家对老龄化认识程度的加深，以及采取有效措施应对老龄化所带来的社会问题，政策数量与质量明显提高，涉及的范围呈现多元化的趋势，不只是像过去从整体层次把握，如体育场地器材方面，就场地经费在《全国体育场地维修专项补助经费管理办法》[②] 有了详尽要求，且要求各级管理部门要严格按照要求认真落实，提高经费的指向性使用效益。如体育运动锻炼方面，《全民健身条例》从全民健身活动中的每一个公民的权利、机构责任等五方面来满足大众体育活动需求日益增长与社会体育资源相对匮乏、公共服务供给不足的矛盾。而《全民健身计划（2011-2015 年）》则从体育参与水平、体育锻炼效果、全民健身服务体系三个层面对健身活动提出具体要求。

迈向新时代，我国社会主义体育发展有了新的要求。体育根据自身特点结合实际从以下层面促进现代教育、健身、医疗体系的目标实现。如关于社会主义体育规划性，《2001-2010 年体育科技发展规划》、体育事业“十一五”、“十二五”规划等利用科学性、条理性的计划，整体把握社会主义体育事业方向，促进体育事业向好向快发展；如关于体育管理规范性，《全国体育场地维修专项补助经费管理办法》《关于加快体育俱乐部发展和加强体育俱乐部管理的意见》[③] 等增补了体育工作层次，出现与其他产业领域协同发展的趋势。《社会体育指导员国家职

① 《全民健身条例》2009 年 8 月 30 日由国务院公布 .

② 《全国体育场地维修专项补助经费管理办法》1999 年 11 月 24 日由财政部、国家体育总局发布 .

③ 《关于加快体育俱乐部发展和加强体育俱乐部管理的意见》1999 年 6 月 28 日由国家体育总局公布 .

业标准》[①]《关于进一步加强社会体育指导员工作的意见》[②] 的发布表明科学性的体育指导在体育锻炼活动中的重要地位，通过严格把控指导员的专业性为全民健身保驾护航；如关于体育市场经济的条理性，回顾《体育彩票公益金管理暂行办法》下发的《彩票公益金管理办法》[③]《中国体育彩票全民健身工程管理暂行规定》填补了体育产业体系空白，目的是满足广大人民群众的正常需求，促进我国社会体育的稳定发展。

这一阶段出台的政策中根据“五有”老年群体，开始出现专门针对老年人群体的政策。老年人体育政策的出台使得群体的合法权益有了坚实的支撑，同样也是对老龄化问题的积极应对，有效带动了体育事业的发展。“十一五”“十二五”期间是我国应对人口老龄化的关键时期，其中《关于加强老龄工作的决定》[④] 开创老龄工作的新局面，《关于加强老年人优待工作的意见》[⑤] 从包括体育等七个方面入手保障该群体的利益，老龄事业发展规划结合老龄化实际出发，为我国老龄事业的发展提出符合人民群众利益的措施。

在社团组织的发展与带领下，极大地丰富了老年人体育活动的内容。面对老龄化的现实国情以及所产生的社会问题，其中《关于加强老年人体育工作的通知》要求以满足群体体育需求，建设健身环境为基础，强调要加强各级体育部门、管理委员会的职能，鼓励进行自我健康投资和体育健身消费，创造参加健身活动的条件、建设健身指导站及体育科研工作。综上各部门结合实际，从完善老年人健身发展体系出发，对老年人体育提出了具体明确的发展要求。

（三）以全民健康为国家战略（2012—2014 年）

2013 年是党的十八大精神的开局之年，社会主义体育要把深入学习、把思想和行动统一到十八大精神上。中国特色体育发展道路显得尤为重要，要实现这一伟大的目标需要所有人的共同努力，需要重视发展体育事业，协同发展竞技体育与大众体育，实现向体育强国目标的迈进。如何满足人们对于丰富多样生活文化的需求成为人们关注的重点，同样也给社会主义体育满足大众体育健身的需要提出严峻的要求。

2014 年，国务院发布《关于加快发展体育产业促进体育消费的若干意见》，

① 《社会体育指导员国家职业标准》2001 年 8 月 1 日由国家劳动和社会保障部发布．

② 《关于进一步加强社会体育指导员工作的意见》2005 年 7 月 11 日由国家体育总局发布．

③ 《彩票公益金管理办法》2007 年 2 月 25 日由财政部发布．

④ 《关于加强老龄工作的决定》2000 年 8 月 19 日由国务院发布．

⑤ 《关于加强老年人优待工作的意见》2005 年 12 月 26 日由全国老龄工作委员会办公室发布．

第一次把全民健身上升为国家战略。此举表明，包括老年人体育在内的体育政策对实现全面健康目标的重要价值。所谓国家战略高度，主要是国家为实现某种目标（如政治、军事、经济等诸多方面的利益目标）而制定的大规模、全方位的长期行动计划。另外，国家体育总局、老龄办、民政部等部门还出台了诸多相关政策。例如，国家体育总局的《体育事业发展“十二五”规划》、老龄办等部门的《关于进一步加强老年文化建设的意见》、民政部的《关于鼓励和引导民间资本进入养老服务领域的实施意见》等。这些部门性公共政策是与全民健身的总体方向保持一致，既是全民健身的辅助政策，同时也是全民健康的实现路径。

（四）以体医结合为多创并举（2015 年至今）

据有关数据表明，2015 年中国部分失能和完全失能老年人达 4000 万人，比 2010 年增加 700 万人，占总体老年人口的 19.5 %，失能老年人占总人口的比重进一步提高。失能老年群体的健康余年与全面建成小康社会的战略目标密切相关，“没有全民健康，就没有全面小康”①，充分表明了党和国家对人民群众身心健康的高度关切。为有效应对失能现象给我国老年人群体带来的风险挑战，党的十八届五中全会决议通过了《“健康中国 2030”规划纲要》，其中明确强调要突出解决老年人、残疾人等重点人群的健康问题，同时要求 2030 年的预期目标是我国人均寿命达到 79 岁。具体而言，则是根据老年人异质化的特征，开出不同环境与不同状况的“运动处方”，同时推动体育与医疗融合发展的疾病管理与健康服务模式。“体医结合”通过体育 + 医疗的手段干预老年人群体的健康问题，可明显降低各种慢性病的发病率。因此，通过“体医结合”的方式对老年人健康问题进行有效干预，能够体现出“医疗、养老、健康”等诸多方面因素的新发展格局，能够有效调动多方资源并构建治理网络。老年人“体育 + 医疗”的融合发展趋势凝结了多个行政主体之间的“密切合作”，为“银龄”老年群体拓宽了更加幸福的生存空间。值得注意的是，2020 年是我国进入人口老龄化社会的“20 周年”。在这 20 年间，党和政府对老年人群体的健康问题始终保持着高度关注与积极回应，同时通过公共政策的调节与引导，最终使得我国老年人群体的健康水平有了极大提升，人均寿命得到了科学延长。老年人实现生活自理与幸福安康的晚年生活，不仅为国家医疗支出减缓了压力，而且能够为国家强盛与民族复兴的伟大目标提供坚实保障，主要体现在老年人力资源、解放家庭生产力、促进精神文明建设等

① 杨铃春，高扬，王翔宇，等．习近平关于体育工作重要论述的内在逻辑与时代解读 [J]. 体育与科学，2019，40（5）：1–7.

方面表现出的积极成效。其中，老年体育政策渐进性的发展是其动力之源，既是促进老年人群体身心健康的有力措施，又是实现“体医结合”发展的现实反应。总体而言，“体医结合”是一种宏观概念的创新之举，同时充分彰显多元时代的融合之势。

二、经济和政治对老年体育政策的影响因素

（一）政治体制规定公共政策主体的范围

公共政策是政府用来引导相关群体及个人的行为准则，是为了处理和解决正在发生的各种社会问题的有目标的活动过程。政治体制是指以政治权力为核心的政治设置的综合。老年人体育政策作为公共政策和社会体育政策的重要组成部分，是党中央有关老年人事业工作路线的具体体现。中华人民共和国成立初期，为提升我国在国际社会中的地位，党中央和政府工作重心向竞技体育便宜偏移，导致社会体育发展水平长期落后，造成中国体育事业的“畸形”发展。随着社会经济体制改革等系列措施，在政策主体上开始出现职工体育、城市社区体育、农村体育、老年人体育等多元化趋势，积极推动了公共政策体系的完善。

（二）政治体制决定老年人体育政策制定的科学程度

政治体制为公共决策过程供应外部政治组织环境，对政策的实施过程具有重要影响。从公共政策的角度看，政治体制总是影响着政策的制定和实施以及能否实施。中华人民共和国成立以来党中央与时俱进，作为社会经济、政治活动研究进程中的衍生物，政治文化成为个人和社会的特定行为方式与价值观念，与政治态度、政治环境一同影响着老年人体育政策的科学化进程。

（三）经济水平对老年人体育政策的影响

体育是伴随着社会生产实践活动而来的，其领域也存在着经济活动和经济过程，经济在运动过程中与体育实践活动相互渗透、相互影响。经济基础决定上层建筑，老年人体育的发展需要体育场地设施、体育专业人才等产业要素，而所有的发展都需要巨大的财政投入，因此经济水平直接决定着我国老年体育事业发展的规模和速度，直接影响着社会体育的发展。没有资金投入，老年体育政策就不能得到有效发展与实施。我国老年人体育政策受到经济水平、环境、体制等重要影响。只有牢固社会主义基本经济制度，才能推动老年人体育政策的演进，完善体育场地设施建设与老年人体育社会支持系统的强大经济基础。

（四）经济体制变革对老年人体育政策的影响

中华人民共和国成立以后，主要以计划经济体制为主，存在生产力落后，工业产业结构失衡，计划经济供给体育发展，忽视体育市场调控影响及价值规律等严重问题，其中《经济体制改革的决定》从方向、性质、任务等层次进行了系统阐述。随着在实践中的探索打破了商品经济与计划经济的对立，提出社会主义经济等同于公有制基础上的有计划的商品经济。要认真消除阻碍体制的障碍因素，促进老年体育市场的公平竞争，深入老年人体育事业改革进程，同时体育经费向竞技体育的严重偏移，不利于体育事业的全面发展，调整计划经济时期的体育管理体制势在必行，而且老龄化日益严重，出台的老年人体育政策不能全面满足该群体的需求。因此促进了新经济体制的建立，使得国民经济得到发展与恢复，体育管理机制的变革适应了社会的发展及体育事业自身的要求，我国体育事业迎来广阔的发展空间。

第五节　老年人现代体育与“体医结合”的发展与建议

一、加强运动促进健康的理论与方法的研究与创新

虽然我国传统文化中从来不缺少健身、养生的思想内容，中国人也普遍比较注重运动锻炼，甚至道家传统养生思想和武术、太极强身健体的理念影响了全世界，但与西方运动科学研究相比，我国现代运动促进健康的理论研究却显得十分薄弱，在运动锻炼过程中的量化控制问题还缺少针对中国人体质特征的本土化研究的理论体系，运动锻炼与慢性病康复之间的关系也还停留在经验的水平上，因此，体医结合背景下体育健康产业发展的创新应首当其冲地从运动促进健康的理论研究开始。理论与方法的创新才能真正促进体育健康新产品的研发与创新，进而促进体育健康产业的蓬勃发展。过去几十年经济的快速发展改变了人们的生活方式和健康理念，但竞技体育举国体制下国家对体育的投入方向至今没有明显转向，使得体育科研机构、体育高等院校的研究方向没有明显地向大众健康方向转向。医疗健康领域的学者更没有涉足体育健康领域的意识和兴趣。未来老年群体体医结合的实现路径应当从体育与医疗资源融合、技术融合和话语权融合三个方面进行。体育领域的许多科研项目，其数据采集方式和仪器设备条件都受到经费和实验室条件的限制，然而这其中的很多检测对于医院来说却是轻而易举，体医

结合最大的受益者应该就是体育健康科研领域，体育界与医疗界专家合作，知识互补，科研设备互补，可轻易取得 1+1 大于 2 的效果。

二、设立体医结合相关体育产业机构和实体

体医结合利用现代医学科学、运动科学和网络技术构建经营实体或者网络平台，当然，最重要的是要有构建这些机构的投资人，在体医结合机构作为新事物的现阶段，投资人可能对未来盈利的前景不无担心，因此国家应当出台多种优惠和鼓励政策，包括：土地使用、金融支持、政府福利与保险政策支持等。比如：在健康寿险中加入咨询或者参加体医结合项目的保险项目，参保人可以每年若干次去参与体医结合的活动，而政府机关单位或者企业可以为员工购买这样的保险福利。这种做法不仅为保险公司增加了有市场潜力的险种，而且可以以一种经营行为来有效地促进老年体医结合市场和理念的推广，可谓利国利民。体医结合不仅仅是在社会上增加一个行业或者经营渠道，更重要的在于它是提高全社会健康水平、增加人民福祉的国家公益行为，因此在创立体医结合机构的时候要突出它的社会价值，国家应当对此进行相应的投入，同时应当鼓励社会慈善资金支持。这方面可以参考西方国家非营利机构的运作方式。也就是将体医结合机构界定为非营利机构，投资人可以在投资、经营活动中雇佣员工，并为所有工作人员发工资，支付所有经营成本花销之后，盈利的部分上缴国家。非营利机构的设立突出了社会公益的有偿运营，同时又避免了社会公益事业的商业化，是唤醒人们公益意识和维持社会公益可持续发展的一种伟大的创新。体医结合机构可以以商业机构和非营利机构两种方式运营，这两者并不矛盾，它们可以满足不同收入阶层人群的需求，也可以迎合不同投资目标的投资人的需求。

三、构建体医结合大数据平台

现代大数据和云计算技术大大提高了统计研究的科学水准，比传统抽样统计研究在结果的真实性上不知增强了多少倍。体医结合作为一个新时代的新事物，应当在初创阶段就积极采用最现代的网络与运算技术，利用大样本统计方法快速积累数据，使体医结合能够在理论创新和技术创新方面走在前列。体医结合概念的提出正值我国公共健康诸多问题亟待解决的时期，因此我国必须在积极实施体医结合的种种措施的同时，也积极研究和总结经验，发现新规律和新方法。首先，国家应当成立体医结合专门管理机构，由该机构设立体医结合行业管理规章，可

以将各地建立的体医结合机构联网而建成大数据平台，并要求体医结合机构业务数据上传至该平台，对这些数据的汇总、统计、分析无疑可为老年人体医结合相关研究提供最有价值的第一手资料。其次，大数据平台可以根据各地区的数据特点，对不同地区的老年体医结合工作反过来进行指导，使各地区的老年体医结合工作能够更加适应当地民众的健康需求，从而提出更有针对性的老年人体医结合项目。

参考文献

[1] 杜本峰，王旋．老年人健康不平等的演化、区域差异与影响因素分析 [J]. 人口研究，2013，37（5）：81-90.

[2] 姜向群，魏蒙，张文娟．中国老年人口的健康状况及影响因素研究 [J]. 人口学刊，2015，37（2）：46-56.

[3] 李春霖．我国老年人健康管理研究 [D]. 青岛：中国海洋大学，2013.

[4] 陶箐．城镇老年人健康管理个性化服务模式研究 [D]. 武汉：华中科技大学，2013.

[5] 位秀平．中国老年人社会参与和健康的关系及影响因子研究 [D]. 上海：华东师范大学，2015.

[6] 李建新，李春华．城乡老年人口健康差异研究 [J]. 人口学刊，2014，36（5）：37-47.

[7] 叶春明，于守娟，杨清杰．“体医结合”复合型人才培养模式及策略 [J]. 体育文化导刊，2019（1）：7-10；53.

[8] 刘宗辉．社区老年人“体医结合”健身模式服务质量评价研究 [J]. 湖北体育科技，2019，38（1）：30-34；69.

[9] 范成文，金育强，钟丽萍，等．发达国家老年人体育服务社会支持体系及对我国的启示 [J]. 体育科学，2019，39（4）：39-50.

[10] 蓝敏萍．广西体医结合与医养结合深度融合探析 [J]. 经济与社会发展，2019，17（4）：42-47.

[11] 王刚军，李晓红，王伯超．社区“体医结合 + 医养结合”养老服务研究 [J]. 佛山科学技术学院学报（自然科学版），2019，37（6）：63-67.

[12] 杨凡，潘越，邹泽宇．中国老年人体育锻炼状况及影响因素研究 [J]. 中国体育科技，2019，55（10）：10-21；40.

[13] 张彩霞，林彬，许星莹，等．构建中医药特色“体医融合”的社区居家养老服务体系 [J]. 教育教学论坛，2020（44）：130-132.

[14] 曹雷，范成文，钟丽萍，等．“体医结合”背景下城市社区老年人体育

服务的困境与策略 [J]. 体育成人教育学刊，2020，36（5）：63-68.

[15] 赵闽江，于洋，邵连杰 . 健康中国背景下“体医结合”研究进展 [J]. 赤峰学院学报（自然科学版），2020，36（11）：71-75.

[16] 李姝君 . 老年人社区体育参与研究 [D]. 济南：济南大学，2016.

[17] 毛旭 . 北京市海淀区老年人体育锻炼现状及发展对策研究 [D]. 北京：北京体育大学，2016.

[18] 宋亚伟 . 老年人体育公共服务需求与供给 [J]. 中国老年学杂志，2018，38（1）：206-210.

[19] 陈思远，刘会平 . 日本老年人体育政策推进策略及启示 [J]. 体育文化导刊，2018（2）：63-67；114.

[20] 李阳阳 . 济南市老年人体育锻炼现状的调查研究 [D]. 济南：山东大学，2012.

[21] 郭惠风 . 武汉市老年人体育消费现状分析及建议 [D]. 武汉：华中师范大学，2014.

[22] 代俊 . 中国老年人体育锻炼行为特征 [J]. 中国老年学杂志，2017，37（1）：238-241.

[23] 王武林，陈瑶 . 城市社区养老服务需求状况及影响因素 [J]. 中国老年学杂志，2016，36（23）：6004-6007.

[24] 田学礼，赵修涵 . 广州市居住社区体育环境老年人满意度调查分析 [J]. 广州体育学院学报，2017，37（2）：12-16.

[25] 徐子艺 . 我国老年人体育健身活动现状调查研究 [D]. 成都：成都体育学院，2018.

[26] 闫晴 . 社区老年人步态矫正的“体医融合”策略研究 [D]. 石家庄：河北师范大学，2020.

[27] 秦梁 . 城市老年人社区公共活动空间设计研究 [D]. 广州：华南理工大学，2015.

[28] 章晓懿 . 城市社区居家养老服务质量研究 [D]. 镇江：江苏大学，2012.

[29] 范成文，刘晴 . 改革开放以来我国老年人体育政策研究 [J]. 体育学刊，2018，25（2）：27-33.

[30] 王立军，相金星，夏成前 . 新时代“体医养融合”社区养老服务体系创新路径研究 [J]. 继续教育研究，2021（10）：33-37.